「赤ちゃん」の進化学

西原克成
Katsunari Nishihara

子供を病気にしない育児の科学

日本教文社

推薦のことば

元文部大臣・科学技術庁長官　参議院議員
有馬朗人

東京大学医学部附属病院口腔外科学の西原克成先生は名口腔科医です。一九八九年の海外旅行で歯を痛めた私は、西原先生に治していただいて以来、十年余お世話になっています。歯槽膿漏を見事に治療して下さいました。

この西原克成先生が、このたび永年の研究結果に基づき、『赤ちゃんの進化学』を上梓することになりました。この書のプロローグで、わが国の現在の育児法に六つの誤りがあること、この方法は六〇年以前に欧米で用いられていたものであり、それ以後、欧米では新しい育児法に変わっていたこと、さらに驚くべきことは、この新しい方法は、日本で昔用いられていたものであることが指摘されています。

更に西原先生は、人間を哺乳動物として把握し、自然の本質にかなった正しい育児法を提唱し、とくに生命の大切さについて述べておられます。

このような西原学説が、医学会でどのような評価を受けているのか、専攻分野の違う私には判りません。しかし誰でも健康に暮らし、活躍したいと願っていることは、申し上げるまでもありません。この願いを満足させるためには、幼児期から、丈夫で健康な人を育てることが重要です。

そのための育児法について、西原先生の真摯な提唱が書かれているこの著作に、多くの方々が関心を持たれ、お読み下さることを念願しております。

平成十二年九月吉日

西原先生は、現代の赤ひげ先生だ

生島ヒロシ

本書には、子供を病気にしない育児の鉄則が網羅されている。日本の育児も、この本で変わるのではないか？

ちなみに私も、西原先生の指導で鼻呼吸をはじめてからすこぶる体調がいい。

西原先生の博覧強記ぶりはすごい!!

西原先生は、現代の赤ひげ先生といえるだろう。

平成十二年九月

【プロローグ】

◉赤ちゃんの進化学――子供を病気にしない育児の科学

「個体発生は系統発生を繰り返す」という言葉をご存知でしょうか?

すべての動物は、受精した後、胎児が魚の形から爬虫類の形となり、やがてそれぞれの種の形になって地上に生まれてくるという意味で、妊娠・出産・育児を扱った本には、図入りの解説が必ず載っているはずである。

系統発生というのは、脊椎動物の進化のことを指し、右の言葉はヘッケルのとなえた生命反復説を一言で表現したものである。「胎児の生長の過程は、進化の筋道を再現する」という意味である。

ところが実際には、系統発生は、母胎内で完了するのではなくて、生まれ落ちた後も繰り返されるのである。そして生後はなんと二十四歳の成人になるまで進化の過程がおおまかに再現されるのである。

哺乳動物学と進化学の視点からわが国の育児学の実態を観察すると、現代ではそら恐ろしいほどの出鱈目《でたらめ》がまかり通っている。昨今の子供が狂ったような事件を引き起こしている原因が、どうやらここらへんにあるらしい。

育児・六つの誤り

わが国の今日の育児法には、大きな誤りが六つほどある。それは、

① 〝オシャブリ〟を一歳ごろ取り上げる。

② 〝おんぶ〟や〝抱っこ〟をしなくなり、ゆりかごも使わなくなった。つまり、子供を愛撫したり、ゆり動かしたりして可愛がることをしないで、親とナースの都合でぽんと寝かせておく。しかも横向き寝やふせ寝をさせる。

③ 舌《した》でなめながら、ハイハイをじゅうぶんさせて遊ばせることをしない。

④ 乳母車《うばぐるま》を早くやめて、歩かせる。

⑤ 離乳食を与える時期が早すぎる。

⑥ 冷たいミルクを一歳ごろから与える。

というところである。戦後の日本は、出鱈目な育児法を実践してきた。人間の浅知恵《あさぢえ》とは恐ろしいもので、たとえよかれと思ってすることでも、結果が悪い方に向かうことがある。とくにアメリカとの戦争に敗れてから、日本の育児学はおかしな方向に進んできた。

もともと、明治時代から戦前・戦中にかけての日本人の育児法は、ヨーロッパやアメリカのそれよりも、正しい子供の育て方をしていた。それは、人間を哺乳動物《ほにゅうどうぶつ》としてちゃんと把握し、自然の本質にかなった正当な育て方をしていたからである。

これに対し、六十年前の欧米のキリスト教の世界では、「人間は神に近い特別な存在なのだから、他の動物とは全く違うのだ」という人間の浅知恵にもとづいて、医師や母親の都合で育児がなされていた。驚いたことに、今の日本は、この六十年前に欧米で実践されていた、誤った育児法を忠実に見習っているのである。

欧米では、約六十年前から、自分たちの育児法が誤っていることに気づきはじめた。なぜかというと、いろいろ事件が起きて、そのたびに、調査・研究が行なわれ、育児法の不都合に気づきはじめたからである。その結果、今から約二十年ぐらい前までの間に、欧米は、ほとんど前述の六つの誤りを訂正してしまったのである。

戦後の日本は、古来から伝わる日本の正しい育児法を、江戸時代以前から受け継いだ野蛮なものと誤解し、敗戦とともに、当時の欧米の誤った育児法を、率先して導入したのである。

結局、勉強不足の日本だけが、悲惨なことに取り残されてしまったのである。欧米のマネをしているつもりで、六十年前から二十年前までの間に、欧米で改められた過ちを、改めることを怠《おこた》って忠実に守っているのである。

その守り方が、また尋常《じんじょう》ではない。医者や看護婦さんは、その誤った育児法を信仰するごとくに信奉している。それどころか、正しい育児をしている母親をつかまえて、その育児法を攻撃し、六十年前の欧米の誤った育児法を、強引に押しつけているのである。

「誤りを改めざる、これ誤りなり」と『論語』にあるが、今の日本の医学者や厚生省官僚の犯《おか》した過《あやま》ちの大きさには、驚かざるを得ない。欧米で解明された誤りすら知らないのだから、驚きを通り越してあきれるばかりである。このままでは、日本は滅んでしまう。

もとより子育てを、自然の摂理に従って行っていたのは、人間を哺乳類として正しく育てていた一昔前の開発途上国の人びとである。明治・大正・昭和初期の日本もこの中に入るのである。

母親学――哺乳類にとっての母親とは？

前述の「子育て六つの誤り」のうちの三つぐらいが、小児歯科医の育児学に対する無知のために起こったのであり、残りの三つが、小児科医の無知のために起こったのである。

後に述べるが、口腔の医療が、日本古来の口中医(口腔科医)を捨てたことと、そしてアメリカの歯科学が、日本政府ではなくアメリカの意思によって導入されたということの悲劇によってもたらされたものである。これはそのまま日本の医学の問題でもある。

ほんらい子供は、両親が祖父母と一緒に育てるべきであるが、今や両親も祖父母も正しい育児法を全く知らない。正しい育児法を伝えるべき医者も学者もいなくなってしまったのである。

このようなわけで、乳幼児の育児が誤った方向に進んだだけでなく、子供が二歳半になり、子供としての身体が完成してからの保育に関しても同様で、これまた責任者不在のまま、迷走状態をつづけている。

さらに小・中学校へと進んでも、同様に事態は深刻で、家庭でも学校でも「姿勢・呼吸法・発声法・発語法・食事法・睡眠」というような、この時期の子供の成長にとってもっとも大事なことを正しく教えない。

子供が「ヒトの子」として生まれて、成長して大人になり、そして今度は自分が子供を産み育てるまで……「ゆりかご」から「ゆりかご」まで、人間の身体にはどのような変化が訪れるのか、それぞれの変化にどのような子育てをすべきなのか……それを考えるのが本書の主旨である。

戦前の母親は、育てた子供が成人して結婚した後も、出産から育児までずっとロングランで教育したものである。そしてその子が結婚して嫁《とつ》ぐと、その嫁ぎ先にもしっかりしたアドバイザーがいた。姑《しゅうとめ》と家や村の先輩たちである。

ところが日本は、戦後、欧米流の核家族化を進めた。その上に住宅事情から家族構成までが昔とは異なり、欧米化してしまった。とくに新婚時代は、広くてせいぜい２ＤＫのマンションに、隣家との交流も少なく、ひしめき合って暮らしている。しかしそれは〝形だけ〟をマネたものである。

現代の日本の子供たちは、自分たちが正しく育てられる環境をもたずに生まれてくる。これは悲劇である。

スポーツを強要する国

日本では、子供の頃からスポーツを強要される。ところが、日本をのぞく先進国では、十二歳未満の子供にスポーツを強要しない。まだ身体ができあがっていない時分から、激しい運動をすることは、身体を傷めることを知っているのだ。

だから野球やサッカーなどのチームをつくることを禁じる国もある。実際、外国のスポーツ選手では、アンダー・ナインテーン、つまり十九歳以下の選手は、サッカーなどでもあまり強くない。つまり二十歳以下なら、日本のチームが勝つケースが多いのである。ところが外国のチームは、二十歳を過ぎると本格的に強くなる。身体がちゃんとできあがる上、本格的な練習をつむため、体格的にも体力的にも劣る日本人では、なかなか勝てなくなってくる。

わが国では、六歳からスポーツクラブでレスリング教室が開かれたりする。無茶なバスケットボールの練習のために再生不良性貧血になって、わたしの診察室を訪れた、悲惨な十六歳の少女もいた。

また、小学校五年で新体操をはじめて、それまで元気だったのが、中学から体調が悪くなり、とうとう普通の高校にも通えなくなり、定時制高校をやっと卒業したものの、二十歳になっても慢性疲労がぬけず、廃人同様になってしまった女性の患者さんもいる。学童のスポーツは危険性をはらんでいる。

わたしが何よりも言いたいのは、スポーツも結構だが、そこにはまず生命を大切にするこころと精神がなければならないということであり、さらに人類が哺乳類の一員であるという基本的な事実を忘れてはならないということである。

アメリカの医学は、後で述べるように、自由主義の医学であるから、受益者が費用を負担しなければならない。日本では、政治や経済は自由主義のようだが、医療制度は共産主義か社会主義といえるもので、公費負担がその象徴である。

公費負担というと、弱者救済のように見えるが、社会主義の主要国が破綻《はたん》したように、こういう医療制度をやっていては、結果的に医学界の破綻をまぬがれない。なぜなら、病気を治さないでも医者は生活が保証されるからである。

生命の本態が、現代科学で過不足なく解明されれば、医学も育児学も急にやさしくなるはずである。

本書は、モデル研究で脊椎動物の謎を究明したので、その成果を育児学に応用したものである。

生命と宇宙の謎を正しく理解した上で、よく深く考えて、自分の身体と自分の分身である子供の生命をみずから守り、はぐくみ、発展させることにより、二十一世紀が生命の躍動する輝かしい世紀となることを願っている。

「赤ちゃん」の進化学

▼

目次

CONTENTS

装　幀●松本　桂
イラスト●松永詩子
図　版●松下晴美
カバー写真●ボンカラー

「赤ちゃん」の進化学

子供を病気にしない育児の科学

▼

第1章

症例が示すもの――免疫病列島・日本

困惑するお母さんたち

この二、三年、わたしはいろいろな雑誌や書籍で、「日本の育児学には、進化学の視点がぬけている。とくに哺乳動物の進化という視点から見ると、大きな誤りがある」ということを、たびたび述べてきた。

どこに誤りがあるかを、本書でこれから明らかにしようと思う。それはきわめて基本的な誤りといえるだろう。しかしわたしの主張もまた、ごく基本的なものだ。

それは、子供が乳児のときには、つまり授乳期には、母乳や乳児用ミルクだけを与えること。離乳食を与えるのは、一般の指導よりもできるだけ遅くするべきである。もう一つ、離乳後も、しばらくは「オシャブリ」を与えること。おおまかには、この二つである。もちろんこの他にもあるが、詳細はこのあと紹介する。

最近、わたしの主張に従って、育児をしたいというお母さんも現れた。ところがこのお母さんたちは、病院の一〇カ月検診のとき、医師や看護婦に、わたしのいう育児法を実践していることを話すと、決まって「なんという育て方を！」といって一時間ぐらい糾弾《きゅうだん》されるそうである。

しかしこういう場合には、乳児を裸にしてみると、すべてが判然とする。現在の育児法に則《のっと》って育てられた乳児と、わたしの主張する育児法に則って育てられた乳児とを、二人並べて較べてみるのである。

すると、前者の乳児は、ほとんどブヨブヨでアトピーだらけの乳児である場合が多い。これに対し、後者の乳児は、小ぶりながらピカピカの健康的な肌をしている。

ここには、明らかに育児法の違いが表れている。実際によくわたしの外来に、お母さんが訪ねてきて、

「一歳以後、離乳食はどうしたらいいのでしょうか？」

「オシャブリは、歯並びが悪くなるからよくないといわれました」

という質問をされる。こういう場合、わたしはよくつぎのように指導する。

「近くの病院で、定期検診を受けるときは、仕方がないですから、『先生のご指導を参考にしてすすめます』などと答えておいてください」

わたしは、お母さんが定期検診のときに、医師や看護婦から無用ないじめに合わないよ

うに、彼らの誤った考えに逆らわないようにすすめている。

医者は、誤った医学を身につけてはいけない。しかし誤った医学を主張する者に対しては、まともにぶつかっても無駄な骨折りである。サラリと敵をやり過ごす方がよい、とわたしは思っている。

しかし医者や保健婦が、お母さんの敵になるというのは、何ともなさけない文化立国の実状である。

●アトピーだらけの一歳児

日本の病院の多くでは、生後五カ月から離乳食をすすめている。最近になって厚生省は、赤ちゃんの離乳時期を、生後三〜四カ月から、五〜六カ月に変更したからだ。しかしわたしの見地からすると、これでも早すぎる。

「オシャブリ」に関しても、日本の小児科学や小児歯科学、育児学では、誤解がまかり通っている。つまり日本ではオシャブリをつけないように指導しているのだ。しかしオシャブリは、人前であろうとどこであろうと、三〜四歳まで使わせるのが正しい。

外国を見ればよくわかるが、日本では不思議なくらいオシャブリが敵視されている。知人に、わたしが指導した通りに育てているといいながら、人前ではオシャブリをはずして育てている……という人がいたが、一歳過ぎにその子は、もう口呼吸になっていた。後述するが、口呼吸は〝万病の元〟なのである。

話を元に戻すが、離乳食を早く与えると、乳児はアトピーになる危険性が高い。その原理については後述するが、まず症例から紹介してみたい。

あるとき、八カ月から離乳食を与えたために、顔も含めた全身がアトピー性皮膚炎になってしまった一歳児を連れたお母さんが、わたしの診察室にこられた。診察してみると、果たしてその子は、顔から背中、手足にいたるまでアトピー性皮膚炎が見られ、目がトロンとして、まるで頭脳の働きがストップしているような様子が、はたからも見てとれた。

お母さんの手も皮膚炎でただれていたので、問診《もんしん》したところ、この若いお母さんは、冷たい物が大好きだったのである。じつは、冷たい飲み物やアイスクリームを、日頃好んで飲んだり食べたりしている人は、アトピーになりやすい。なぜなら〝腸を冷やす〟からである。

なぜ腸を冷やすとアトピーになりやすいのかは、また後述するとして、妊娠中に冷たいミルクやアイスクリームを好んで飲んだり食べたりしていたこのお母さんは、まず自分自身がアトピーになっていた。それで生まれてきたこの子も、当然お母さんの母乳を飲んで、生後すぐにアトピーになった。

この例は何を示すかというと、母親の生活スタイルが、育児に、大きく関わってくるということである。つまり母体の状態が、そのまま乳児に反映されるのである。お母さんは、このことを自覚する必要がある。

●離乳前の幼児には味噌汁《みそしる》も毒になる

さて、受診後わたしは、右のお母さんには、冷たい物をやめるように、また一歳児には、離乳食をやめさせ、乳児用のミルクに戻すか、カタクリかスターチをといて与えるように指導した。すると一週間ほどで、この乳児は、本来の珠《たま》のような肌に戻った。お母さんの手のアトピーの方も、あれから冷たい物をやめたために、著しく改善されていた。ところが、三週間目の再診のとき、子供の顔に、また赤い湿疹《しっしん》がでていたので、

「味噌汁をのませたでしょう？」

と尋ねてみると、

「味噌汁の〝澄《す》んだところ〟ならいいと思って与えた」

というのである。それでわたしは、

「味噌汁というのは、たとえ澄んだところでも、大豆タンパクが入っています。これを離乳前の乳児に飲ませるのは危険です。へたをすると、一生涯、大豆が食べられない身体になってしまいます」

と注意した。さすがにこのお母さんは驚いていた。無知とは恐ろしいものである。だれ

でも、元気で健康な子に育ってほしい。だから自然界の掟《おきて》というと大袈裟《おおげさ》に聞こえるが、生命の原理に則した育児をすることが親の使命である。そしてこれを伝えるのが医者の使命である。ところが、今の医学者までが無知なのだから、素人《しろうと》のお母さんが無知なのも無理のないことである。

味噌汁でも、いわゆる〝うわずみ〟のように澄んでいる部分や、液状でやわらかいものだったら、乳児に与えてもさして害はないように思えるかもしれないが、これは医学的な無知からくる判断である。驚くことに、日本の医者や厚生省までが、こういうことに無知なのだから、ただあきれるばかりである。

なぜ、乳児に大豆タンパクがだめなのか、これも後に説明する。

さてこのお母さんには、まだ後日談がある。一カ月後の再診のときも、やはりこの子は、再び軽いアトピー性皮膚炎になっていたのである。どうしてこうなったのか。またまたお母さんを問いただすと、乳児用ミルクを、ある離乳用のサポート・ミルクに替えたのだという。この離乳用のミルクには、よかれと誤解してか、さまざまなタンパク質が加えてある。

一般のお母さん方にしてみれば、周囲のいろいろな人たちから、いろいろな意見を聞き、いろいろな助言を受けたくなるのは当然である。わたし一人の意見では、不安なのもわかる。あれこれ試してみたいのもわかる。決してこのお母さん一人が、意志が弱いわけではないと思う。

しかし、『聖書』に「知らずに犯す罪は大きい」とあるように、知らないから何をしてもゆるされる……という道理はない。現実に子供が、誤った育児によって、取り返しのつかない障害を抱え込むことがある。

◉育児意識に大きな開きがある

「アメリカでは、二歳まで母乳で育てます」

というと、お母さん方は一様に驚かれるが、これは戦前の日本の育児法と同じなのである。それでも日常生活に戻ると、どうしても周囲の意見に押されてしまう。アメリカの育児法がいろいろな事件があって、戦前の日本式になっていることを知っている日本の医学者は皆無《かいむ》に近い。

アフリカでは、三十年前までは、子供は四歳までお乳だけで育てるのがふつうであった。これを未開社会の〝遅れた〟育児だと笑ってはいけない。生物学的に見ると、これが本当の〝ヒト〟の乳児食なのである。ゴリラやオランウータンは、成体はヒトより大きくなるが、二歳まで母乳だけで育つ。ゴリラの二歳は、ヒトの四歳である。

子供の皮膚炎といえば、こういう事例もあった。

あるときご夫婦が、生後六カ月の赤ちゃんを連れて診察にこられた。このご夫婦は、わ

たしの本を参考にして育てていた。ところが受診されたご夫婦は、

「最初は順調でしたが、いつの間にかこの子の腿《もも》に〝飛び火〟ができたんです」

というのである。飛び火というのは、急性皮膚炎のこと。わたしは、

「こういう飛び火は、お母さんが〝歯の治療〟をするときに、不用意に子供を歯医者に一緒に連れていくと、よくなるんですよ」

といったところ、このご主人が、じつは歯科医だという。子供が診察室に入りたがるので、一度入れて立たせてあげたら、てきめんに皮膚炎になったのである。

歯科医の治療室の多くは、高速のタービンで、黴菌だらけの歯を削《けず》る。当然、空気中には、吹き飛ばされたブドウ球菌や連鎖球菌《れんさきゆうきん》が、ふわふわ舞っている。このような黴菌に触れると、子供でなくとも、アトピーになる可能性が高い。

さてこのご夫婦には、もう一つ悩みがあった。せっかく母乳のみの育児をしているのに、おばあちゃんがこっそりと味噌汁を与えているので困るというのである。

ご夫婦は、おばあちゃんを問い正すが、「与えていない」の一点張り。そして日頃から大豆は、子供の成長にいいのだと念仏のように繰り返しているという。しかし、子供の便にでるのでわかるのである。

ともかく何よりも、乳児に抗原性のあるタンパク質を与えると大変なことになる危険性があるという事実を、早くこのおばあちゃんに知らせることが肝要である。

このおばあちゃんの世代は、だいたい五十〜六十歳である。日本古来の育児法が見捨てられた敗戦後に子供時代を過ごしてきた世代であり、欧米の栄養至上主義にどっぷりとつかった世代である。すこしでも栄養価の高いものを……と考えるのも無理はない。

仕方がないので、おばあちゃんに次のように警告するように助言した。

「アメリカでは、離乳期の子に、隠れて食べ物を与えるのは犯罪行為です。もうこんなことはしないでください。アメリカの医師は、離乳食のタンパク質を、ポイズン（毒）としていますから、一歳までは絶対に与えません」

哺乳・吸啜《きゅうせつ》は、人間の原行為

哺乳類は、哺乳・吸啜を行うがゆえに〝哺乳類〟とよばれる。哺乳の行為をする、つまりお乳を〝吸《す》い啜《すす》る〟動物である。爬虫類のトカゲは、哺乳行為をしない。もちろんカラス（鳥類）も、カブトムシ（昆虫）も、カツオ（魚類）も同様で哺乳行為をしない。

そして人間も哺乳類である。とくに人間の場合、この哺乳類の哺乳類たる行為である哺乳・吸啜を、生後、じゅうぶんに行わないと、言葉をよく話すことができなくなる場合があるので、赤ちゃんには、じゅうぶんに「哺乳・吸啜」をさせる必要がある。

このようなお母さんがおられた。このお母さんは、ご自身が喘息《ぜんそく》のため、母乳がよくでなかった。それで哺乳ビンに乳児用ミルクを入れて赤ちゃんに与えていた。

ところがこのお母さん、赤ちゃんが飲みやすいようによかれと思って、哺乳ビンの吸い口(乳首)の孔《あな》を大きくしたのである。孔を大きくすれば、赤ちゃんはさほど強く吸わなくても、ミルクを飲むことができると考えたのである。

お母さんのこの行為は、赤ちゃんへの愛情からでたものであるから、わたしは大いに理解したいと思っている。しかし、この行為そのものは、大きな問題があった。

簡単にいえば、赤ちゃんから〝吸える力〟を奪ってしまうと、最悪の場合、話すことができない子供に育ってしまう危険がある。話すことができない子供の症例では、他に五つのケースを知っているが、なんと全員、哺乳ビンの乳首の孔を大きくしていた。

さらに悪いことに、医者の指導を真に受けた親が、乳首型の〝オシャブリ〟を使わせず、ハイハイもさせないで育てたのである。ハイハイについては、また後述するが、いずれにしても、アメリカの小児科医なら、このような指導はありえないだろう。

このようにして育てられた子供は、身体をいくら検査しても、どこにも悪いところはないのに、特殊学級に入らざるを得ないようになるケースがある。

これと反対のケースが、正しい育児学を知っているアメリカの小児科医や、日本の戦前の育児法に従って育てられた子供であり、みな親が驚くほど頭のいい子供に育っている。

進化のメカニズムを知る

現在の日本の子供は、離乳食で害されているのである。離乳食を早く与えられるため、食品アトピーで皮膚炎にかかる子供が激増している。子供ばかりではない。現在、三十〜四十代の〝おとな〟にもアトピーは多い。これは戦後の育児学が、誤った認識のままで今日まで行われてきたからである。

この後の章で述べるが、乳児にとって「タンパク質を含む離乳食」は、アメリカの医師の言う通りポイズン(毒)なのである。これらのポイズンを与えると、乳児の〝人間以前の腸〟は、フリーパスでこれらを吸収してしまう。するとこのタンパク質は〝抗原〟となるのである。〝抗原〟があると、身体は〝抗体〟をつくる。

これら免疫反応についての詳細は、この後の章で述べるとして、ジンマシンを例にとってみよう。悪い食べ物(アミンなど)や黴菌のついた食べ物を食べると、三分から五分で皮膚にぶつぶつとかゆい湿疹ができる。これは、腸から吸収された悪いものが、すぐに皮下組織(皮膚の下)で、白血球やリンパ球によって消化される作業がはじまるためである。この消化作業がうまくいかないと、ヒスタミンがでたりして、アレルギー反応が皮下組織で起こる。

皮膚というのは、脊椎動物のはじまりである〝ホヤ〟の時代から、腸によって吸収されたものを消化して排出する装置なのである。うまく消化されると、汗となってでるが、消化しそこなうと痒《かゆ》みのある皮膚炎やジンマシンになるのである。

つねづね力説していることだが、身体の使い方を誤ると、わたしたちは病気を引き起こす。これが免疫病である。子育ての誤りも、身体の使い方の誤りの一つである。その子育ての誤りで起こる乳幼児のアトピー、小児喘息《しょうにぜんそく》、小児白血病、川崎病などは、すべて小児の免疫病である。

従って、使い方を誤らないためには、身体のメカニズムをよくよく知って理解する必要があるのである。

人間は、悠久の年月をかけた進化の歴史をもつ脊椎動物の、ど真ん中を駆け抜けた哺乳動物の頂点に立っている。このことに想いをめぐらすと、わたしたちの身体のメカニズムをよく理解するには、進化のメカニズムをよくよく知る必要があることがわかってくる。進化のメカニズムがよく理解されれば、おのずから正しい身体の使い方や正しい育児法が明らかになるのである。

子育て日本の非常識

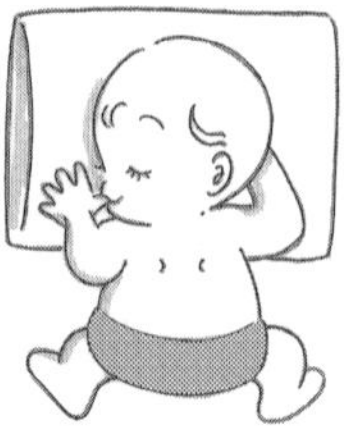

▲
おんぶや抱っこをせず、ゆりかごも使わず、うつぶせ寝をさせる

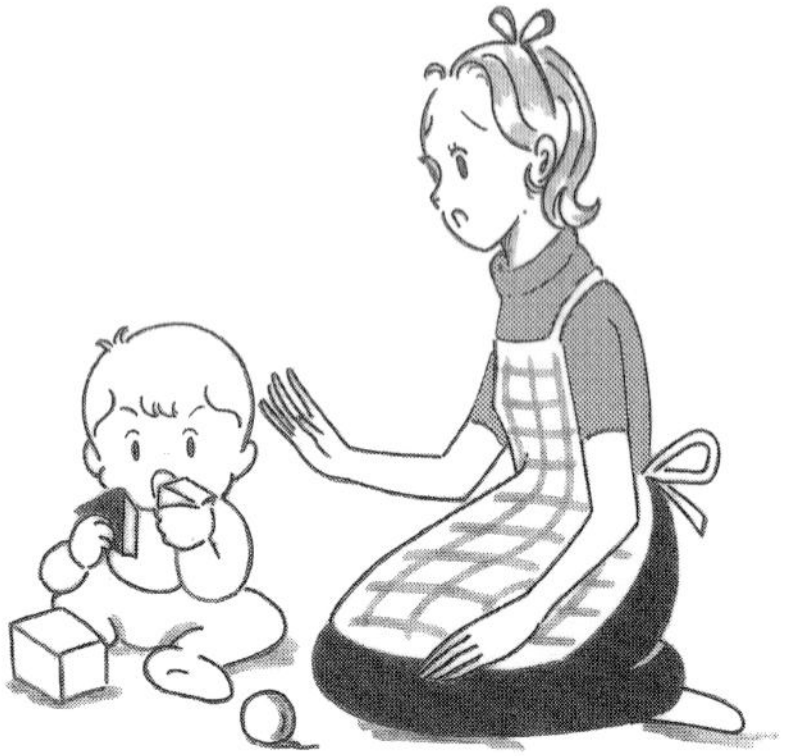

▲ハイハイをじゅうぶんにさせず、舌でなめることもさせない

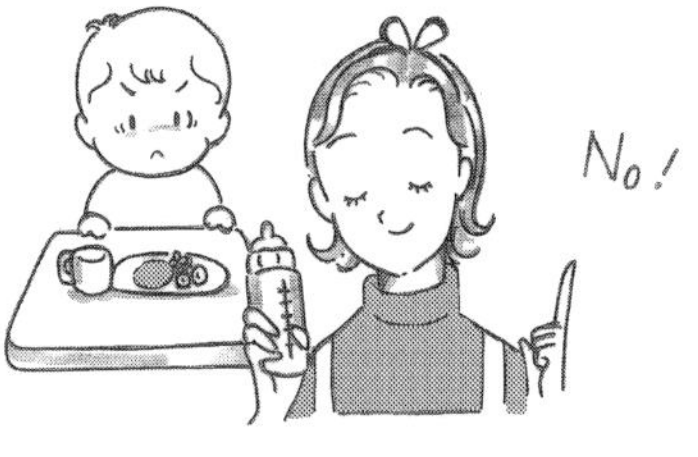

離乳食の時期が早すぎる▶

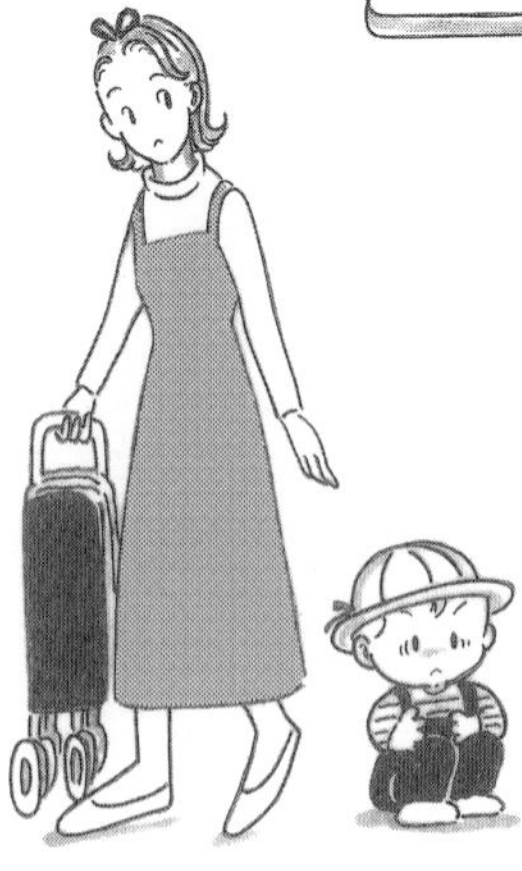

乳母車を早くやめ、歩かせる▲

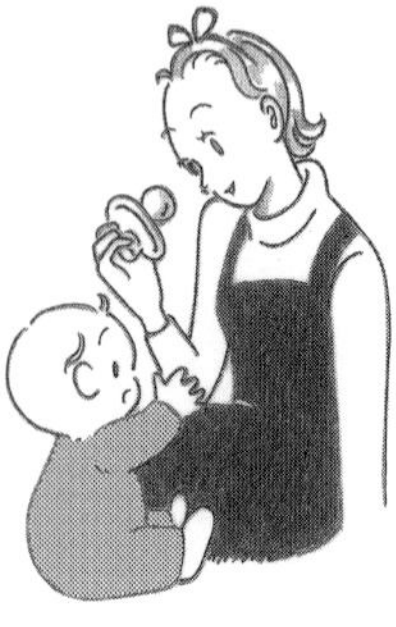

▲
オシヤブリを１歳頃に取り上げる

第2章

胎児の進化学

子育てとは何か

育児法とは、医学ではなくて伝承である。ところが正しい伝承が失われると、国の将来が危うくなってくる。

では、伝承であるところの〝育児〟とは何であろうか？　生物学的にみると、人間を含めた哺乳類のもつ習性の一つに〝子育て〟がある。

もちろん、鳥も巣をつくってヒナを育てるし、最近の研究では、恐竜も子育てをしたのではないかといわれている。だから〝子育て〟は、何も哺乳類だけに限定したことではないが、いずれにしても、卵を産みっぱなしで、あとは自然環境にまかせきる生き物とは異なり、みずからの子孫を、自然環境にまかせる前に、みずからの手で、ある程度の段階まで育て上げる種類の生き物が、地上にはたくさんいる。

そして、わたしたち人間も同じである。〝子育て〟というと、教育とかしつけという意味合いが連想され、きわめて人間的な言葉だという印象を受けるが、他の動物に目をやると、程度の差はあれ、どの動物もせっせと子育てをしているのである。

とくに「哺乳類」という種類は、生まれた赤ちゃんに〝お乳を飲ませる〟ことが特徴である。哺乳類における子育てのスタートは、まさしくこの〝お乳を与える〟ことからはじまるのである。

この「授乳」の意味は、非常に大きい。赤ん坊が生まれて初めて口にする栄養がお乳である。というより、赤ん坊には、このお乳こそが栄養として与えることがゆるされるのである。

赤ん坊もやがて成長していく。そうすると、赤ん坊の親は「もうお乳はいいだろう」と考えて、離乳食を与えるようになる。この〝お乳〟から離乳食へと切り替わる時期を「離乳期」という。

問題は、この「離乳期」がいつなのかということである。そのためには、赤ちゃんの身体のメカニズム、とくに「成長のメカニズム」を、よくよく知っておく必要がある。

この判断を誤ると、大切な愛児を、一生涯不幸な体質にしてしまいかねない。これは重大なことである。現在の日本の医師たちや厚生省が、どの程度までことの重大さを認識しているか知らないが、わたしは、子育てを誤ることは、国を滅ぼすことだと考えている。いや、人類を滅ぼすことかも知れない。

やや大言壮語《たいげんそうご》してしまったが、わたしは育児の大切さを、本書でできるだけ語るつもりだ。育児といっても、幼児教育ばかりでない。幼年期から少年・少女期、青年期、そしてその子が結婚して、今度はその子が子供を産む段階になる。

本書では、このような長期的なスパンで、子育てを考えてみることにする。子育てにとって、このような鳥瞰《ちょうかん》的な考えは、常識的でかつ重要なことだとわたしには思われるのだが、残念なことに、日本にはこのような育児書は一冊もない。だから、本書で試みる次第である。

医学の誤り

十七歳の少年たちによる凶悪犯罪が、マスコミでクローズアップされ、「日本の子供たちは、いったいどうなってしまったのか」という声がよく聞かれる。ついぞ三十年前の〝日本の子供〟なら、こういう犯罪はまず考えられなかった。

凶悪犯罪ばかりではない。いじめの問題をはじめ、ふだんは穏やかな子供が、突発的に暴力をふるう(キレる)ような問題も多発してきた。このような「子供の異変」は年々数をまし、その内容も私怨《しえん》によるものから、人格的なものへと変化し、さらに凶悪化しているという。

医者の立場からいえば、アトピー性皮膚炎、小児喘息、子供の成人病などが急増しているることが心配である。また、睡眠不足で、学校で居眠りする子供がふえているという。それればかりか、疲れやすい、集中力がない、朝起きられない……といった症状を示す子供まで急増中である。

元気はつらつで、駆けずり回る……まさしく疲れを知らないのが、子供の特権であるとされていた。しかし現代社会の実態は、全くこれとは違うものである。

これはやはり「子育て」に問題があるといわざるをえない。とくに赤ん坊のときからの、食事・呼吸・寝方につながる〝子育て法〟の誤りである。

しかし「子育てに誤りがある」というと、すぐに〝親の責任〟が問われる状況があるが、医学的な見地からいえば、日本の医学の前提が間違っているから、間違った子育て法が〝常識〟となってしまっている点が非常にまずい。

医学がこれだけ発展しているのに、まさか育児学の根本が間違っているなどとは、一般の方々は思いもしないだろう。

日本の子育ての正しい伝承が、今次大戦の敗北で途絶えて、誤った欧米の育児法に代わってしまったことが大問題なのである。しかもご本家のアメリカでは、さまざまな事件があって、その育児法を、ほとんど戦前の日本式に近いものに改めてしまっていることを、日本の医学者と厚生省がほとんど知らないことが、事態を一層悲劇的なものにしている。

日本の医学者は、ＨＩＶ事件のときの無責任な血液製剤投与と同様に、きわめて勉強不足だといわざるをえないのである。

赤ちゃんは〝人間以前の段階〟にある

人間（ヒト）は、哺乳類の一員である。このことをしっかり理解していないと、正しい育児を行うことはできない。

哺乳類という生き物が、どのような生き物であって、どのような赤ちゃんが生まれ、どのように育つのが自然なのか……ということを、医者たるもののみならず、親たるものはよく知らねばならない。

そして哺乳類の中でも、霊長《れいちょう》類に属する人間の赤ちゃんは、どのような特徴をもつのだろうか？　これが正しい伝承が途絶えて、忘れられた育児学の鍵となる。

じつは人間の赤ちゃんは、まだ人間に至る〝進化の途中〟にある存在である。つまり〝人間以前の段階〟にあるのが〝人間の赤ちゃん〟である。

このことをよく理解しないと、進化学や動物学を知らない医師たちのように、とんでもない育て方を指導しかねないのである。

では、赤ちゃんが、どのように「人間以前」なのか、それをお話しする前に、胎児とはどのような存在であるかを、進化学と発生学の観点から、もう一度おさらいしてみよう。

一〇カ月で五億年の進化をたどる

精子と卵子が出会って、受精卵になることは、みなさんご存じのことであるが、これが妊娠の始まりである。母親のお腹の中で、たった一個の受精卵がつぎつぎに分裂を繰り返しながら、いわゆる〝胎児〟へと成長してゆくのである。

さて歴史上、多くの学者が、この胎児の「形」に奇異な感を抱いてきた。なぜなら、妊娠初期の頃の胎児は、まるで〝稚魚《ちぎよ》〟のような姿をしているからである。

テレビなどでご覧になった方も多いと思うが、胎児の姿形というのは、日々刻一刻と変化していく。一個の受精卵がいわゆる〝十月十日《とつきとおか》〟の妊娠期間の間に、徐々に人間の「姿形」にまで変容していくのである。

その途中の段階で、まるで〝稚魚〟を思わせる姿形を見せるのである。胎児が〝体現〟するのは、稚魚の姿ばかりではない。わたしたちの遠い祖先が、小さな原始生命として地上に〝生〟をうけてから、つまり受精卵の姿から、脊椎動物の始祖として海の中で生をうけた原始魚類、陸に上がった古代魚、そして鰓《えら》呼吸から肺呼吸へと移った両生類、陸の王者として一時代を築いた爬虫類、現在の地球上を支配する哺乳類……という具合に、その〝姿〟をつぎつぎと変えながら、胎児は大きくなってゆくのである。

つまり、五億年におよぶ生命進化の過程で、みずから形成してきた「形」を、もう一度

胎児は進化の歴史を繰り返す（個体発生は系統発生を繰り返す）

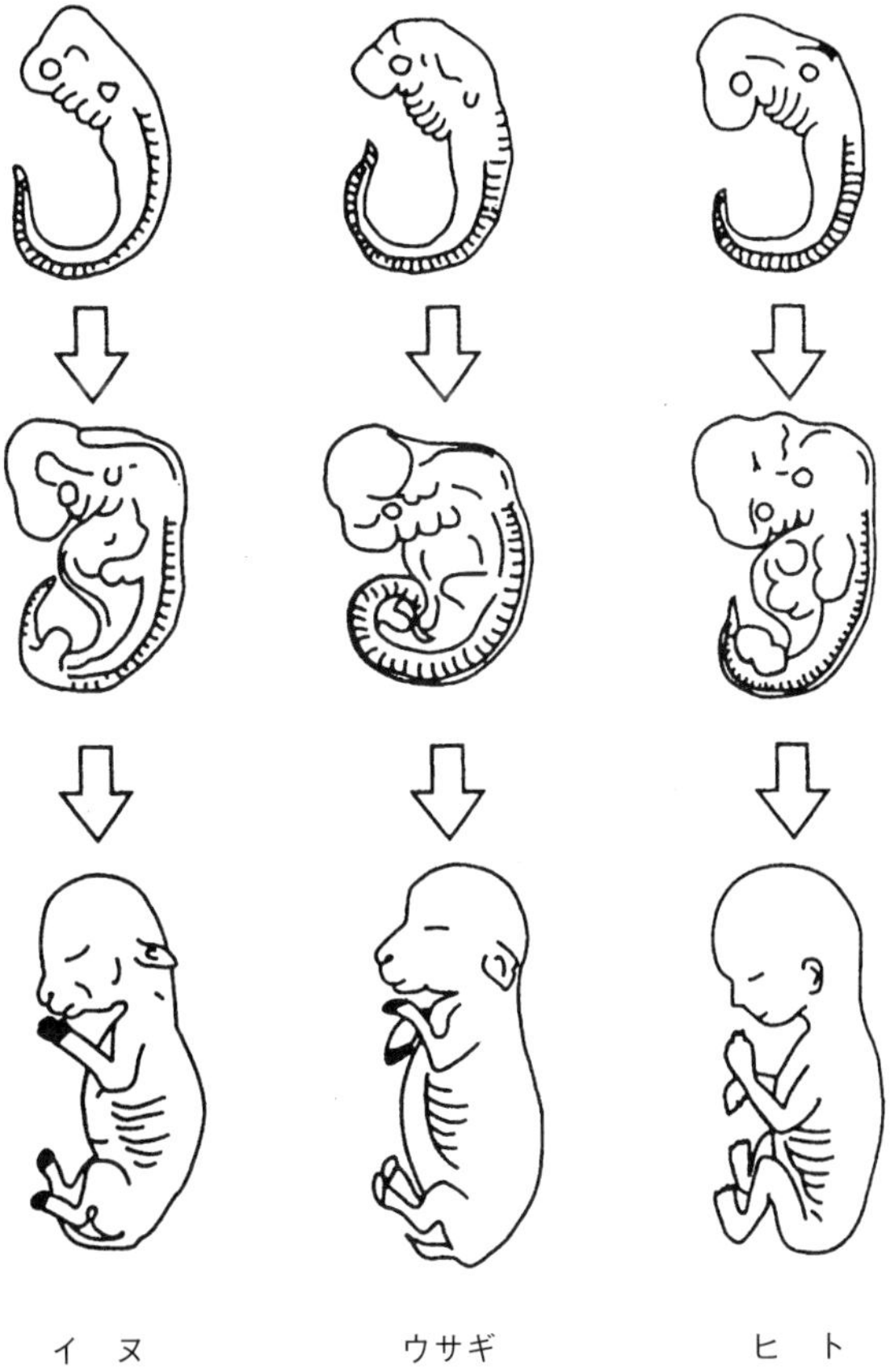

再現しながら、現時点での進化の到達点である「人間の形」へと変容して行く……これが胎児である。

形態学では、この変容（変身）のことをメタモルフォーゼというが、これこそ、生命のもつきわめて厳粛な出来事であり、五億年にわたる壮大なスケールの〝下敷き〟があってはじめて演じられる〝進化の歴史〟そのものである。

この地球上に、はじめて生命が誕生したのが、今から約三十億年前だといわれている。約三十億年前の先カンブリア紀、原始のスープとよばれる海に、単細胞の微生物が誕生した。やがてこれが多細胞の生物へと変身するが、カンブリア紀以降、生命は、五億年という長い長い進化の旅を始めることになる。

逆からいえば、三十億年以上かけて、現代のわたしたちの姿形へとなっていった。そしてそのプロセスを、胎児は、母親のお腹の中で再現させているのである。

単細胞の生命から始まって、心臓が動き出し、受精後三〇日ぐらいから魚類になり、両生類になり、手が生まれ、足が生まれ、爬虫類になり、哺乳類になり、やがて刻々と人間（ヒト）になっていく。

初期の胎児は、稚魚のような形だが、これは古代の宝飾品である〝勾玉《まがたま》〟のようでもある。よく知られている勾玉の形（受精卵が割卵〈＝分裂〉して、桑実胚《そうじつはい》・原腸胚《げんちょうはい》・神経胚《しんけいはい》・咽《いん》頭胚《とうはい》〈鰓腸胚《さいちょうはい》〉になる。咽頭胚の段階が、ふつうの勾玉である）になる以前が、タツノオトシ

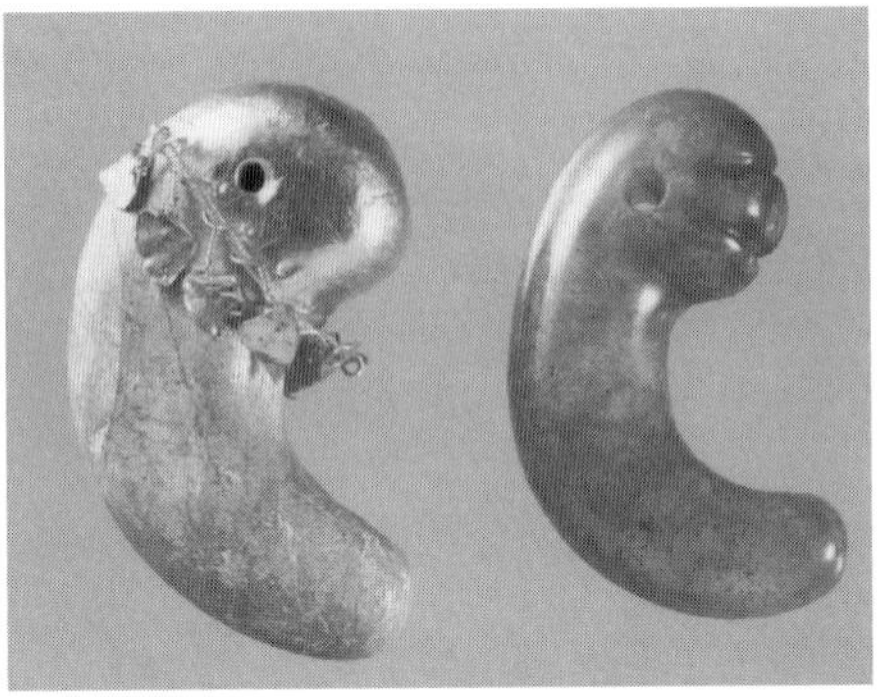

◀丁字頭勾玉。頭部の切れ目は鰓。鰓腸胚の時期の胎児。金のキャップは〝頭部が繰り返す〟ことを示す？

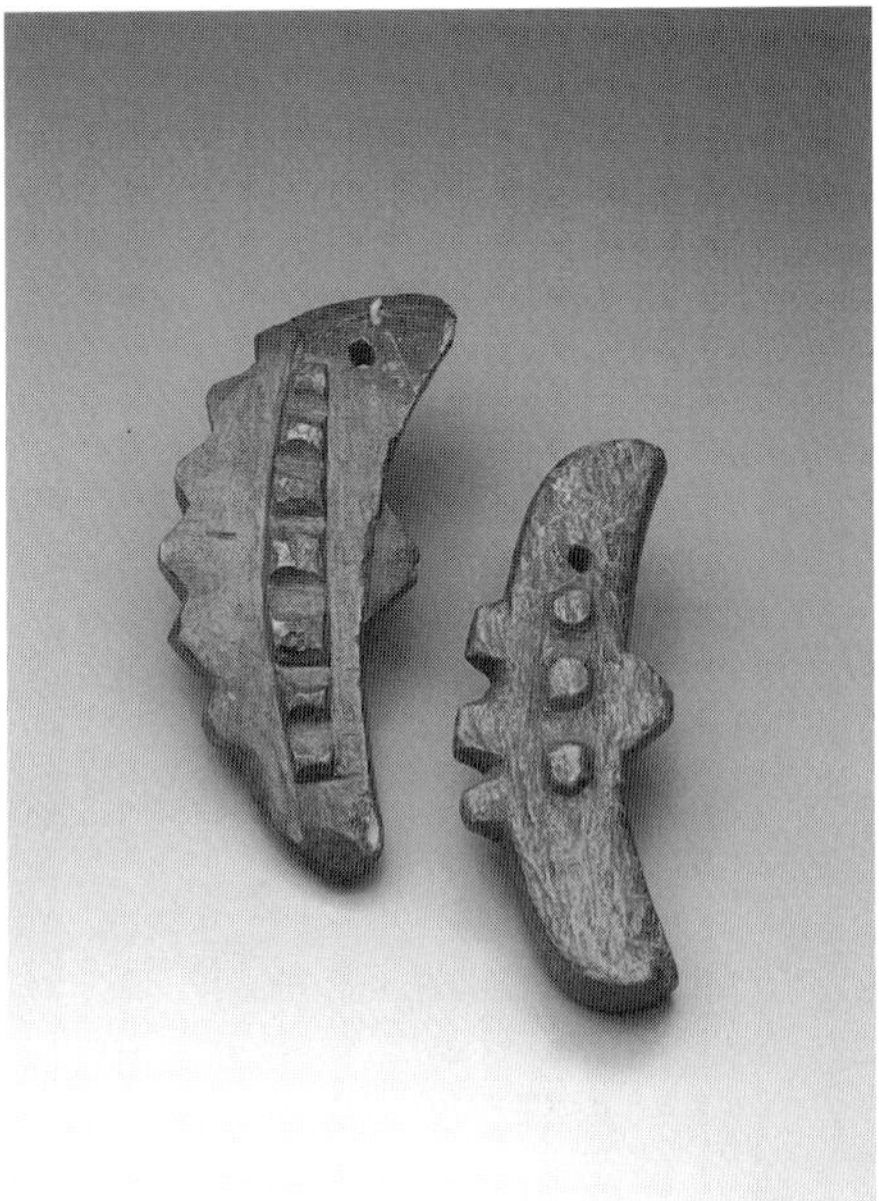

▶タツノオトシゴ型の勾玉は、神経胚の後期の胎児。いわゆる子持ち勾玉

ゴのような形をしたものだ。この形は〝神経胚《しんけいはい》〟の後期に相当し、この時期の勾玉がいわゆる〝子持ち勾玉〟である。

ドイツの学者であるヘッケルは、この脊椎動物の五億年の歴史の再現を、「個体発生は、系統発生を繰り返す」という言葉で表現している。これが生命発生原則(生命反復説)で、彼はこれをレカプチレーション・セオリーと名づけた。これはカプート(頭)が繰り返すという意味のラテン語をドイツ語と英語にしたもので、「頭部が反復する説」ということができる。

ヘッケルの生命反復説よりも二〇〇〇年も前に、わが国の高祖皇宗は、この胎児の形が「生命と魂の象徴」であることを知っていたので、これを火打ち石で造り、皇位の継承の印とした。勾玉はわが民族に特有のものである。子持ち勾玉が神経胚のもので、丁字頭《ちょうじがしら》勾玉が鰓腸胚《さいちょうはい》(咽頭胚)のもので、臍《へ》の緒《そお》つきのものもある。シーボルトも、勾玉の写生をして研究したという記録が残っている。

悪阻《つわり》とは何か

前述のような五億年にも及ぶ進化の長い歴史を、わずか三〇〇日の妊娠期間中に再現してみせる胎児だが、この再現スピードは驚くほど速い。単純計算しても、妊娠期間の一日は、一六〇万年以上の進化のスパンに相当する。

一日で一六〇万年の進化を再現する。生命の神秘はすさまじいほどだ。

さて妊娠中に、多くの妊婦さんが〝悪阻〟をおぼえる。これも胎内の進化と大いに関係する。この悪阻が起きる妊娠初期のころとは、進化のステージでいえば、どの段階だろうか。それは約四億年前の地球の状態を考える必要がある。

じつは地球は、長いスパンでみれば、気候といい地形といい、つねに変動している。四億年前、やはり地球は大変動が起きていた。海が浅くなり、干上がりかけた陸地に取り残されたのが数多くの古代魚だった。

陸地でみずから干上がる危機に瀕《ひん》したこれらの古代魚は、それまで海水の中で鰓《えら》で呼吸をしていたのだが、今度は陸上で空気中から酸素の呼吸を余儀《よぎ》なくされた。重力が水中の六倍になり、過酷な環境にあって、古代魚は〝のたうち回って〟空気中から鰓で呼吸をし続けるうち、血圧が上がり空気呼吸に対応できる肺ができてきた。こうして、鰓から肺へと呼吸が移っていき、これらの古代魚は、やがて陸上での生息に適応できるようになったのである。

これが古代魚の〝上陸劇〟である。ここから哺乳類型爬虫類と両生類・爬虫類・鳥類へと進むイクチオステガ(イクチオは魚という意味で、魚類型爬虫類のこと)の二つの流れが分かれる。

さて話を元に戻して、胎児は五億年の進化を再現するのだが、右記の上陸劇は、人間の胎児ではいつ再現されるのか。それは妊娠初期の三十二日目から三十八日目の六日間である。そしてちょうどこの時期から〝悪阻〟が起きるのである。

この時期の胎児は、かつて四億年前に、古代魚が上陸劇で味わった〝のたうち回る〟ような苦しみを、母親のお腹の中で再び体験しているのである。そして悪阻は、ちょうどこの時期から始まる。この時が胎児の危機で、実際、息も絶え絶えの上陸劇がそっくり胎児において再現されるが、ヘタをすると死んだり、奇形が発生しやすい時期である。

つまり、母親のお腹の中で進化を再現しつつある胎児の、上陸劇における〝追体験〟を、母親も〝悪阻〟という形で共有しているものと思われる。なぜなら、水棲の生き物から、陸上の生き物への〝変容〟は容易なものではなく、多くの生命がこの段階で失われる。胎児も実際、息が絶え絶えになって上陸劇の身体の変化を再現する。

胎児の「形」が変わるのと同時に、身体の中でも猛烈な変化が起こっているのである。それは、上陸劇のときとそっくり同じように、胎児の身体もまた「免疫システム」「造血システム」「自律神経系」「体壁筋肉系」が大きく変化している。第二革命の重力と空気呼吸への対応で血管系の変化がもっとも顕著に起る。鰓呼吸用の血管から肺呼吸用の血管へと、大きく変化するからである。

このシステムについては、また後述するが、胎児の苦しみに、母親の身体が反応するのである。このとき、お腹の胎児は、はるか四億年前の進化のステップアップをしているのであり、これを乗り切ることで、一歩一歩人間へと近づいているのである。

悪阻は、母胎の血液の酸素不足で強まるが、これは母体の腸の門脈《もんみゃく》の酸素不足によるから、横隔膜《おうかくまく》呼吸をじゅうぶんにして、腸を冷やさないようにすれば、悪阻は克服することができる。生殖器も肺も、すべては腸からできることを忘れてはならない。

（門脈とは、大動脈から腸に入り、消化された栄養を豊富に吸収して、肝臓の関所を通って、心臓に還る静脈のこと）

赤ちゃんはホモ・サピエンスなのか

さて胎児の、単細胞生命から始まる「進化の旅」は、いつ終着を迎えるのだろうか。胎児は、どの段階で、ホモ・サピエンスとなるのだろうか。

多くの人は、赤ちゃん誕生の瞬間だと漠然と考えておられるのではないだろうか。つまり、赤ちゃんは、完全な人間として生まれてくる……というふうに、ほとんどの人が考えているのではないだろうか。

しかし、この世に誕生した瞬間に、進化の過程が全部完了して、人間として完成するということはありえない。実際に、赤ちゃんがホモ・サピエンスとしての特徴をもちはじめるのは、生後一年を過ぎた頃からである。

正確にいえば、一歳を過ぎた頃から、赤ちゃんは段々に人間になっていき、二歳半の頃になってようやく「ホモ・サピエンスの子供」になる。つまり、一歳までの赤ちゃんは、ホモ・サピエンスではなく、他の哺乳類と同様の特徴をそなえているのである。

赤ちゃんがホモ・サピエンスでない理由

一歳までは〝人間以前〟の哺乳類である赤ちゃん。この赤ちゃんを生物学的にみていると、赤ちゃんにできて、大人にできないことがある。それは、人間以前の哺乳類にできて、人間にできないことと同義である。

それは、呼吸をしながら、お乳を飲むことである。

赤ちゃんは、母親の乳首や哺乳ビンに吸いついて、お乳やミルクをごくごく飲んでいる。しかも〝息をしながら〟である。数分間、息継《つ》ぎもせずに、お乳を飲んでいる。これは、わたしたち大人の人間にはできないことである。

つまり、わたしたちは、食べ物や飲み物を〝のみこむ〟とき、息を止めるが、赤ちゃんは息を止めないでも〝のみこめる〟のである。

ではなぜ、赤ちゃんは、このように器用な芸当ができるのか。

わたしたちには、食道と気管がある。口から胃へとつながっているのが「食道」であり、鼻から肺へとつながっているのが「気管」である。そして赤ちゃんの場合、この食道と気管が、きちんと分かれていて、食道と気管それぞれが、それぞれの働きを〝同時に〟

行うことができるのである。

ところが、わたしたち大人の場合は、食道と気管が交差していて、その交差点でつながっているのである。そうすると、ミルクをのみこみながら、もし同時に、誤って息をしてしまうと、ほんらい口から食道を通って胃へ流し込まれるはずのミルクが、食道と気管の交差点にさしかかったときに、気管の方へまぎれ込んでしまう。なぜなら、気管もまたそのとき、空気を肺へ通そうとしている最中だからである。

交差点で、気管にミルクがまぎれ込むと、わたしたちはゴホゴホッと〝むせて〟しまう。肺に飲み物や食べ物がまぎれ込むと、誤嚥性《ごえんせい》の肺炎になるし、最悪の場合には、気管に食べ物がつまって窒息死を引き起こすことさえある。

よくお年寄りが、餅《もち》を喉《のど》につまらせて窒息死することがある。このことから分かるように、成人の食道と気管とは「喉（咽喉部）」で交差しているのである。

これは、成長した人間だけに特有の〝構造的な特徴〟である。実際、サルやイヌ、ネコなど他の哺乳動物は、赤ちゃんと同じように、息継ぎせずに食べ物を食べ続けることができる。

ということは、赤ちゃんの身体構造は、外見上ほとんど〝人間〟の様相を呈しているようだが、右のような哺乳類としての肝腎な器官を見ると、サルにそっくりでまだ他の哺乳動物のグループに属しているといってもよいような段階にあるのである。

乳児が〝人間以前〟といったのは、このような理由からである。

「言葉を話す」という進化

なぜ、成長した人間だけが、他の哺乳動物と異なる〝喉の構造〟を獲得するに至ったのだろうか。それは人間が〝言葉を話す〟ようになったためである。

声を発するメカニズムは、みなさんご存じの通り、肺にある空気を、ほんらい吐き出すべき鼻ではなく、口へ向かって吐き出すことで、人間のみならず、ほとんどの哺乳動物は、声を発する。このとき、気管から鼻へ向かうべき空気が、喉の交差点で、口へと向かうのである。

つまり動物が〝吠《ほ》える〟ときは気管を〝一時的〟に食べ物の道につなげて、喉から口へと空気を吐き出す作業をする。しかしこの作業は、あくまでも特別な、つまり非常時だけの、かなり努力を要する〝特別な作業〟である。

なぜ、努力がいるかというと、喉をはげしく緊張させ、かつ運動させることで、気管を強引に喉の方に近づけ、食べ物の道である口につなぎ、さらに声を発する(吠える・鳴く)作業をするからである。

これに対し、ブタやウマは、鼻からしか声をだせない。つまり吠えることができないので、ブーブーとかヒヒーンとか、決まった声しかだせない。鼻は、ほとんど動きのとれな

赤ちゃんの喉と成人の喉

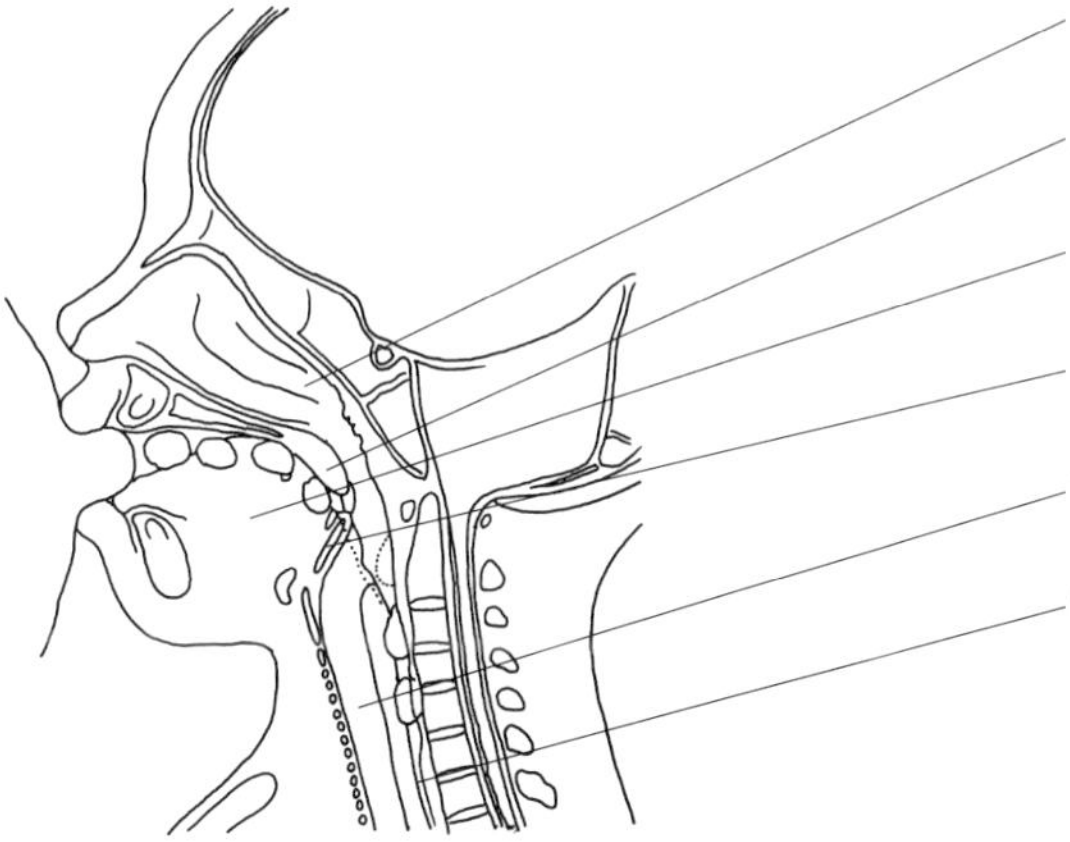

赤ちゃんの喉（お乳をのんでいる）

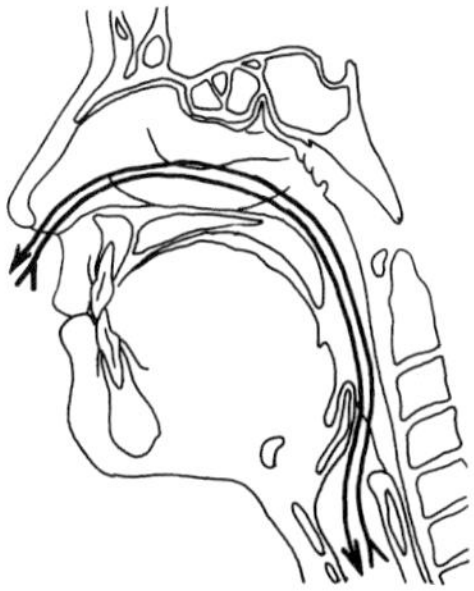

矢印は空気の流れ

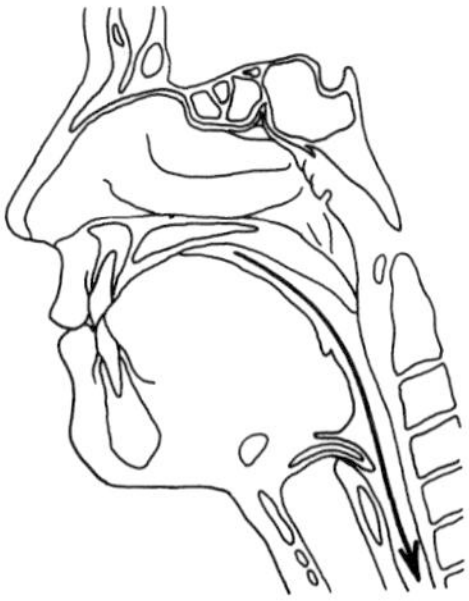

矢印は食物の流れ

成人の喉

い薄い骨で腔洞ができているからである。

だから、赤ちゃんが泣くときも、全身に力を込めるほどの大変な作業をすることで泣くのである。他の哺乳動物と同じように、気管を強引に喉につなげることで泣き声を発するからである。

これが成人になると、食道と気管が喉で交差し、つながってしまうので、わたしたちは苦しまずに、声を発することができるのである。このことから考えると、赤ちゃんが言葉を話すのは、構造的に無理なのである。

人間が〝言葉をもつ動物〟と定義するなら、やはり赤ちゃんはまだ人間以前である。

〝進化〟は終わらない

このことから考えると、人間は、赤ちゃんとして誕生した後も、進化の過程を再現しつづけていることになる。つまり生まれたての赤ちゃんは、日々刻一刻と成長しながら、同時に〝人間〟へと進化をしているのである。

つまり生後も〝系統発生〟がつづくのだ。いつまでかといえば、仔《こ》として二歳半。〝三つ子〟といわれる時までで、成体のヒトとしては、約二十四歳ごろまでつづく。

哺乳類たる人間の最大の特徴は、言葉を話すことと直立(二足)歩行をすることの二点である。この二点ができてはじめて、人間は高度な文明を築くことができたのだ。そして生まれたての赤ちゃんには、この二点ができないのである。

ウマやイヌなどの動物は、誕生した直後から、自分の足で立つことができる。目もしっかり見開いているので、自分の方から母親のお乳を探して飲むこともできる。ヒトと比べれば、ウマやイヌの方が、はるかに完全な形態で生まれてくるのである。

さて気管と食道が交差し、つまり進化して、ある程度は〝人間の構造〟を備えてくるのが、約〝一歳〟ごろだといわれている。

そして前述のように、乳児から幼児期、少年・少女期、青年期……という具合に、成長のプロセスと同時並行しながら、やはりまだ進化はつづくのである。こうして進化学的に、本当に〝ヒト〟の成体として体制が完成するのが、前述のように、約二十四歳ごろなのである。

この年齢を過ぎる頃から、人間は〝腰痛〟や〝痔《じ》〟などの病気に悩まされるようになる。腰痛や痔は、人間特有の病気であり、自然に育った他の動物にはないものである。

進化の過程にある幼児

二歳半といえば、言葉もだいぶ話せるようになった頃であり、自分のアンヨで立って歩くことも楽にできる頃である。したがってこの時期までは、「この子は今、必死で進化の過程を歩んでいるのだ」と考えることが大切である。

昔の日本では、「三つ子の魂百まで」といわれていた。数え年の三歳、つまり二歳半ごろで、その子の〝人生が決まる〟という意味である。

これはどういうことかというと、子供が誕生してから、満二～三歳ごろまでの育児の仕方が、きわめて重要であるということである。この時期の育児の仕方を誤ると、その子は一生ハンディを背負って生きて行かなくてはならなくなる。

つまり、育児がその子の〝一生を左右する〟ということだ。今の日本人は、これが間違っているから、日本の子供は、ほぼ全滅に近い形で、欠陥のある子供に育てられる道筋ができていて、そのまま欠陥のある大人となる。

人間の赤ちゃんは、生命個体としては、未完成のまま誕生してくる。そして生後、成長しながら、つまり自己進化＝系統発生を続けながら、必死に生きる技術を身につけようと努力する。したがってこの時期に〝生きるための基本〟を上手に身につけさせることが、何よりも大切である。

生きるための基本とは、この地上でたくましく生きて行けるだけの「健康な身体」のことであり、「健全な身体機能」のことである。つまり「半人間」である赤ちゃんを、人間として〝健全な身体〟にまでしっかり育て上げることが、育児の最大の使命である。このために育児学があり、小児科学があるはずなのである。

この育児期が順調であれば、三～五歳ごろに訪れる脳細胞の急激な発達時期に、うまく対応でき、聡明な子供に育って行くのである。しかし聡明な子供に育てたいのなら、なおさら「健全な身体」に育つように、正しい育児を、よくよく実践せねばならない。

育児はじっくり

「這《は》えば立て、立てば歩めの親心」

というように、親というものは、子供に対して「早く大きくなってほしい」と願うものだ。まして昔のように、伝染病などで早逝《そうせい》する幼児が多かった時代だったら、なおさら切実にそう願うことだろう。

しかし焦《あせ》ってはならない。急くような気持ちを抑《おさ》え、赤ちゃんの発育と歩調を合わせるように、比較的ゆっくり育てる方が、じつは望ましいのである。もちろん、赤ちゃんの自己進化のスピードも、一人一人まちまちである。

もっとも最近は、病院(産婦人科)の医師や看護婦の都合で、自然な出産時刻よりも早産させられて生まれてきた赤ちゃんは、未熟児もふくめて、人間としての体制の未完成度が高い。赤ちゃんの自己進化のスピードを、人工的に早めることはできない。当然、注意を要する育児となる。

もちろんこういうケースは、病院側の問題であるのだが、いずれにしても進化の程度の違いはあるが、二歳半ごろまでは、落ちついてじっくりと見守るような育児が必要である。

早め早めの育児観念

ところが……である。現代のお母さんたちは、子育てにおいては、およそ〝ゆっくり〟だとか〝のんびり〟だとかいう認識はないようだ。ともかく、

「早く大きくなあれ」

とばかりに、他人よりも早めに早めに、子育てのプロセスを消化していこうという意識をもつお母さん方が、じつに多いのである。いわゆるカタログ世代の現代のお母さんたちは、出産や育児のノウハウを、町の書店で購入できる、数種類の雑誌や書籍から得ている。

本や雑誌には、もちろん離乳時期や離乳食に関する情報も書いてあるし、インターネットなどのメディアでも、いろいろな情報を得ることができる。

かつては、大家族の中で、姑から嫁へと伝授《でんじゅ》され伝承《でんしょう》されてきた〝出産・育児の技術〟だったが、核家族社会の現代にあっては、若いお母さんは、誰に育児の相談をしたらよいのか、知る由《よし》もないのである。

そこへきて、さまざまなメディアによる出産・育児情報の氾濫《はんらん》である。しかも出産・育児のあとに控えているのが受験・入学戦争である。若いお母さん方は、いやおうなしに一種の「育児競争」に追いやられている。

たとえば、若いお母さんが、何かの雑誌で「離乳食は、生後五カ月目から」という情報を得たとする。すると、もう「何としても、五カ月から離乳食を始めなければ……」という観念にかられてしまう。これができなかったら、自分は母親失格……とまで思ってしまう人がいる。

こうして、赤ちゃんが嫌がってなかなか口を開かなくても、強引に口をこじ開けて、離乳食を押し込めるような母親が登場してくるのである。さらに、「うちの子は成長が早いから、四カ月から離乳食にしてみようか」というような行動にでる母親もでてくる。

このようなわけで、早め早めに育児のスケジュールをこなせる母親が、〝いい母親〟なのだという思い込みが生まれてくる。

「早すぎる離乳食」が生み出す病気

実際に「離乳食は三カ月目から」というセリフはよく耳にする。あるいは、「一歳になったら乳離れ」という文句もよくいわれる。

しかしこのような言葉には、なんら医学的な根拠がない。すくなくとも、動物学や進化学、医学の正当な知識をもたない人の〝言《ことば》〟であるが、じつは有名なアメリカのスポック博士の育児書にはこれが書いてあるのだ。しかもこれが、わが国の厚生省の〝虎の巻〟となっているというから驚きである。しかも、ご当地アメリカでは、この育児書を信じている医者は、今や医師失格の烙印《らくいん》を押される始末であるのにもかかわらずである。

前述の胎児や乳幼児の〝自己進化〟の例に見るように、すべての生物は、その成長のタイム・テーブルをもっている。それは人間も同様であり、そのタイム・テーブルにしたがって、赤ちゃんのときには、赤ちゃんらしく生き、幼児期には、幼児らしく生き、青年期には、青年らしく生きなければならない。

それこそ、自然の摂理《せつり》に則《のっと》った〝正しい生き方〟である。その自然が定めたタイム・テーブルを無視して、赤ちゃんを強引に大人にしようとすれば、赤ちゃんの身体は〝壊《こわ》されて〟しまう。

さすがに厚生省も、スポック博士の「離乳食、三カ月」説を、最近になって、「離乳食は五、六カ月から」というように変えたが、いずれも迷信であることに変わりはない。この迷信がまかり通ってきたことが原因で、つまり、〝早すぎる離乳食〟が原因で、日本中がアトピーの子供たちでいっぱいになったのである。

人はなぜアレルギーになるのか

今、日本は「アトピー列島」とよばれるほど、大人から子供まで数多くの人がアトピー性皮膚炎で苦しんでいる。

この病気は、わたしの研究で最近明らかになったが、「口呼吸」によって鼻と喉《のど》の扁桃腺《へんとうせん》から入る常在菌と、食物アレルギーと、腸管を冷やすことの三つが原因で起こるものである。そして身体のあちこちに赤い湿疹《しっしん》ができて、非常なる痒《かゆ》みをともなう症状である。

ところで、このアトピー性皮膚炎は、〝人間だけ〟がかかる病気である。自然界に生きている動物には、もとよりそのようなアレルギーは起こらない。当然、アトピーもない。わたしの研究で、アトピーの治療法もほぼ完成したと思っている。

さて、このようなアトピーだが、日本は他の先進国に比べて非常に多い。なぜなら、前述の「離乳食は五、六カ月から」という誤った育児情報が広く流布しているのは日本だけだからである。

しかし人間以外でアトピーになる動物がいる。人間が飼っているイヌである。正確にいえば、幼い頃に親イヌから引き離され、ドッグ・フードだけで育てられた子イヌに起こるのである。

イヌの離乳期は短いが、このとき母イヌは、自分が食べたものを胃で消化して、これを戻して子イヌに食べさせるが、これを見た飼い主が、その浅知恵から、「あら、きたない。きたない」といって、子イヌを母イヌから引き離し、おかゆのようなものを、その〝親イヌの吐瀉物《としゃぶつ》〟の代わりに与えたりすると、人間と同じように、その子イヌもアトピーになるのである。

獣医の世界では、これはよく知られている事実だが、なぜか人間を扱う医者は、ほとんどこのことを知らない。前述の「赤ちゃんの気管と食道は別々になっている」という事実も、医学の授業では教えるが、では「赤ちゃんに対する医学」と「大人に対する医学」が違うものであることを、ちゃんと認識している医学者はすくない。このことが、誤った育児学・小児科学を生んでしまうのである。

離乳食とアトピーの関係は、後ほど詳しく述べる。

育児に飛び級は禁物

離乳食の開始時期を「生後五、六カ月」と定めてしまった日本の育児学は、赤ちゃんの成長(自己進化)過程を無視して、大人の都合で〝促成栽培する〟ことを奨励しているかのようだ。

やがてくる受験・入学戦争や偏差値競争のために、子供を早く育て上げなければ、母親こそが落第生になってしまう。母子手帳には、発育グラフが載っており、この数値に達していない赤ちゃんは、まるで劣等生か落第生のような扱いだ。

今でこそ「健康優良児」と称して、小児成人病を奨励する肥満児コンテストはなくなったが、戦後、欧米流の栄養至上主義に完全に毒されつづけ、五十年以上経過した今でも誤った育児認識が世間にまかり通っているのである。

しかし、こと育児に関しては、〝飛び級〟は絶対に禁物である。自然のタイム・テーブルに則って、しっかりとした身体の構築がなされるまで、赤ちゃんはゆっくり、じっくり育てるべきである。

このようなことをいうと、意外の念にかられるお母さん方は多いと思う。しかし昔の育児は、赤ちゃんがお乳にすがりついてくる間は、あえて乳離れをさせず、二～四歳になっても、お母さんはお乳をあげていたものである。

離乳食も、今のような食品事情とは違って、お母さんがまず、純白の白米を炊いて、それで重湯《おもゆ》をつくり、それをお乳の代わりに飲ませはじめた。水晶米は、ほとんど抗原性のないデンプンだけでできているため、これはだいじょうぶなのである。もちろん、スケジュール通りに離乳食を与えるようなこともなければ、強引に食べさせるようなこともなかった。

つまり、母親が食べている物をほしがっても、むやみに与えないという子育ての伝承があったのである。昔の育児というと、何だか非科学的でおおざっぱなような印象を受けるが、真実のところをいえば、育児というのは、医学でもなければ科学でもなく、猿人《えんじん》時代からの伝承なのである。そして正しい伝承で、結果的にアトピーなどとは無縁の、健康な子供が育ったのである。

母親のお乳を、二～四歳まで吸っていた甘えん坊が、歴史に名を残す偉人になったという例は、洋の東西を問わずたくさんある。現代文明にあっても、原始的な社会の、縄文人的な育児を、本質において実践すればよいのである。

育児の基本は、愛情であり〝ふれあい〟である。昔の母親は、いつもわが子をおんぶや抱っこをして可愛がっていた。おんぶや抱っこは、猿の育児法そのものである。従って、戦前の日本の子育ては、猿人の時代からの正しい伝承が脈々と息づいていたのである。おんぶや抱っこの生理学的な意味は大きいが、このことに関してはまた後で述べる。

免疫系という生体防衛ライン

口呼吸は万病の元

前述のように、赤ちゃんは自己進化の途上にある。ホモ・サピエンスにならんと進化している生命《いのち》が、人間の赤ちゃんである。

約三〇〇〇グラムの体重で、約二〇兆個の細胞をもつ哺乳動物として、破水《はすい》して羊水から地上に生まれ落ちた赤ちゃんは、はじめの一カ月は、ただただお乳を吸って眠ってたまに泣く……という生活をする。

やがて赤ちゃんの行動は、進化の過程を逆戻りするように、かつて〝上陸〟した後の生活に戻る。なぜかというと、羊水(という海)から陸に上がった赤ちゃんには、今度は実際に1Gの重力がかかることになり、その重力に一年がかりで対応せねばならず、その行為がハイハイである。サメが陸に上がったあと、苦しみながら這《は》いずり回って哺乳類型爬虫類になった頃のように這いずり回るのである。

だから、オシャブリをつけてハイハイをじゅうぶんにさせないと、頸洞《けいどう》がよく発達しないため、血圧がじゅうぶんに上がらず、虚弱な子供に育ってしまうのである。

赤ちゃんは、個体生命として完全な存在ではない。したがって親の保護が必要なのである。つまり子育ては、人間を含む哺乳動物の親に与えられた使命である。

生物としての人間が円満に育つには、赤ちゃんや幼児である〝仔《こ》〟のうちに、「生き方の基本」を身につけさせる必要がある。「生き方の基本」とは、「呼吸する・食べる・眠る」の三つである。

「呼吸をしたり、食べたり、眠ったりするのは、別に誰かに教えられなくとも、本能で自然にできるのではないか?」

と思われがちだが、哺乳動物の場合はそうではない。誕生して、生命体として進化しながら成長するのが哺乳動物である。だから幼いうちから、正しい「生き方の基本」をしっかり身につけないと、哺乳類として「不完全な生命体」へと成長してしまうのである。

さて、哺乳類をはじめ、多くの生き物は〝鼻から呼吸〟する。

「鼻から息をする? 当たり前じゃないか?」

と思われるだろうか? ところが多くの人間とくに日本人は、鼻ではなく〝口から呼吸〟をしている。口から空気を吸うことができるのは、哺乳動物では人間だけである。

「どっちにしろ、空気を吸い込むわけだから、口から吸い込もうと、鼻から吸い込もうと、どっちも一緒じゃないか？」

と思われるだろうか？

じつは、口から息をする習慣は「万病の元」なのである。なぜなら、口呼吸は、わたしたちの〝免疫系〟を直撃するからである。現代の日本では、この「口呼吸」が、多くの人によって当たり前のように行われている。こんな文明は日本だけである。この口呼吸は、子育ての誤りで起こるゆゆしき問題である。

この〝口呼吸〟によって免疫系が損なわれ、とても厄介な免疫病になっていることを、これまで明らかにしてきた。だから私はこれまで『呼吸健康術』（法研）『健康は呼吸で決まる』（実業之日本社）『免疫病は怖くない』（同朋舎・角川書店）などの一般書もだし、「口呼吸病」という考え方を広く一般に示して、日本国民と医学会に警鐘を鳴らしつづけてきたのである。

気道という生体防衛ライン

哺乳動物は、みんな鼻から呼吸をする。だから鼻は、天然の空気清浄機のような造りになっている。わたしたちは、鼻のおかげで、吸った空気を濾過《ろか》することができる。

これは、気道《きどう》の表面の細胞に、細かい毛（繊毛《せんもう》）が生えており、そこには粘液が流れていて、ここが濾過装置となっている。黴菌《ばいきん》や埃《ほこり》、アレルギーの原因になるダニの殻《から》などが、これらの繊毛に吸着されるので、その奥(体内)には侵入しないようになっている。

ちなみに、繊毛に吸着された汚物《おぶつ》は、鼻水によって外に排出される。鼻水(洟《はなみず》)と唾液《だえき》には、免疫タンパク質の分泌型Aという物質が流れているのだが、これが口呼吸で涸《か》れると、大変な病気になる危険性がある。シェーグレン病もページジェット病も、ただの口呼吸がこじれただけのものである。眼と口に病状がでるのは、三叉《さんさ》神経の一部が眼球の紅彩とつながっているためで、ウイルス疾患《しっかん》というのは神経性に好んで移るから起こる病気なのである。

もう一つ、鼻の重要な働きがある。空気の温度調節をしてくれることだ。エア・コンディショナーのようなものだ。

鼻の穴から咽頭《いんとう》までの気道は、わずか一五センチ。この部分の気道の周辺には、数多くの腔洞《くうどう》(副鼻腔《ふくびくう》)が開いている。鼻から吸い込まれた空気は、これらの腔洞を通ることで温められてから、肺に入る仕組みになっている。

鼻の穴には、鼻毛しかないように思われるが、じつは巧妙な仕掛けがしてあって、冷気でさえ、温めてからでないと喉《のど》を通さない。さらにこの温められた空気は、湿度が一〇〇パーセント近くになるまで〝加湿〟されるのである。

乾燥した空気は、喉の細胞を傷つける大敵である。空気中に漂っている黴菌は、乾燥した環境を好むものが多いため、湿気によってその侵入や繁殖をふせぐ必要がある。

このように鼻から息を吸うことは、これだけの生体防衛ラインを発動させることになるのである。ところが、口から息を吸ってしまうと、この生体防衛ラインを通さずに、黴菌類を含んだ空気や冷気が、ダイレクトに喉へと直進するのである。

ところが喉もまた、生体防衛ラインの重要な基地である。前述の〝鼻〟の外敵排除の防衛ラインによっても取り除かれなかった黴菌や異物は、鼻の奥に侵入していくが、そこで待ちかまえているのが、つぎの防衛ラインである「扁桃腺《へんとうせん》」である。

ワルダイエル扁桃《へんとう》リンパ輪《りん》という最終防衛ライン

扁桃腺は、鼻の奥と喉の奥の左右にある。風邪を引いたとき、よく「扁桃腺が赤く腫《は》れていますよ」と医者からいわれるので、みなさんご存じだと思う。

扁桃腺は、じつは黴菌などの外敵から身体を守る〝免疫器官〟である。

扁桃腺は、鼻の奥（耳管《じかん》のつけ根）にある耳管扁桃や、舌のつけ根にある舌扁桃、咽喉の奥にある小扁桃、口の奥（口峡部《こうきょうぶ》の両脇）にある口蓋扁桃《こうがいへんとう》などがあり、鼻の奥にある咽頭扁桃（アデノイド）であり、気道のまわりをグルリと囲むようにして存在する。

したがってこれらを総称して「ワルダイエル扁桃リンパ輪」という。このワルダイエル扁桃リンパ輪には、白血球をつくる（造血）働きがある。いわゆる白血球造血巣である。

鼻から入って、気道の防衛ラインをくぐり抜けてきた空気中の黴菌やダニの殻などの異物は、このワルダイエル扁桃リンパ輪という〝最終防衛ライン〟をくぐり抜けようとするときに、洟《はなみず》と唾液のＩＧＡ（分泌型のインムノグロブリンＡ）との協同作業で、ほぼ一〇〇パーセント無害なものになってしまうのである。

どうやって防衛するか。扁桃リンパ輪が取り込んだこれらの黴菌や異物を、ＩＧＡの助けをかりて、白血球が消化してしまうのである。

ここで認識すべき大事なことがある。空気中の黴菌やダニの殻などを消化できるのは、扁桃腺の中でも、小扁桃（咽喉部）と耳管扁桃、咽頭扁桃（鼻の奥）だけということである。

一方、口蓋扁桃（口の奥）や舌扁桃（舌の奥）などは、唾液のＩＧＡの協力のもとに、食べ物の中の黴菌は消化する。しかし空気中の異物に対しては、ほとんど対応しないのである。なぜなら、人間以外の哺乳動物は、前述のように、もともと鼻で呼吸して、口で食べるからである。こうして考えると、口蓋扁桃や舌扁桃が、食べ物に対する防衛ラインであるのは明白である。同じ扁桃腺でも、場所によって役割が違うのである。

このことから、口呼吸によって、口から直進してくる空気とその中の黴菌や異物に対して、防衛機能をもたない口蓋扁桃と舌扁桃は、大きなダメージを受ける。さらに、口呼吸で洟と唾液が涸れて、ＩＧＡが分泌する場を失うと、ひどい場合は口呼吸の日本人にやたらと多い、腎臓透析《じんぞうとうせき》の必要なＩＧＡ腎病になる危険性がある。

ワルダイエル扁桃リンパ輪

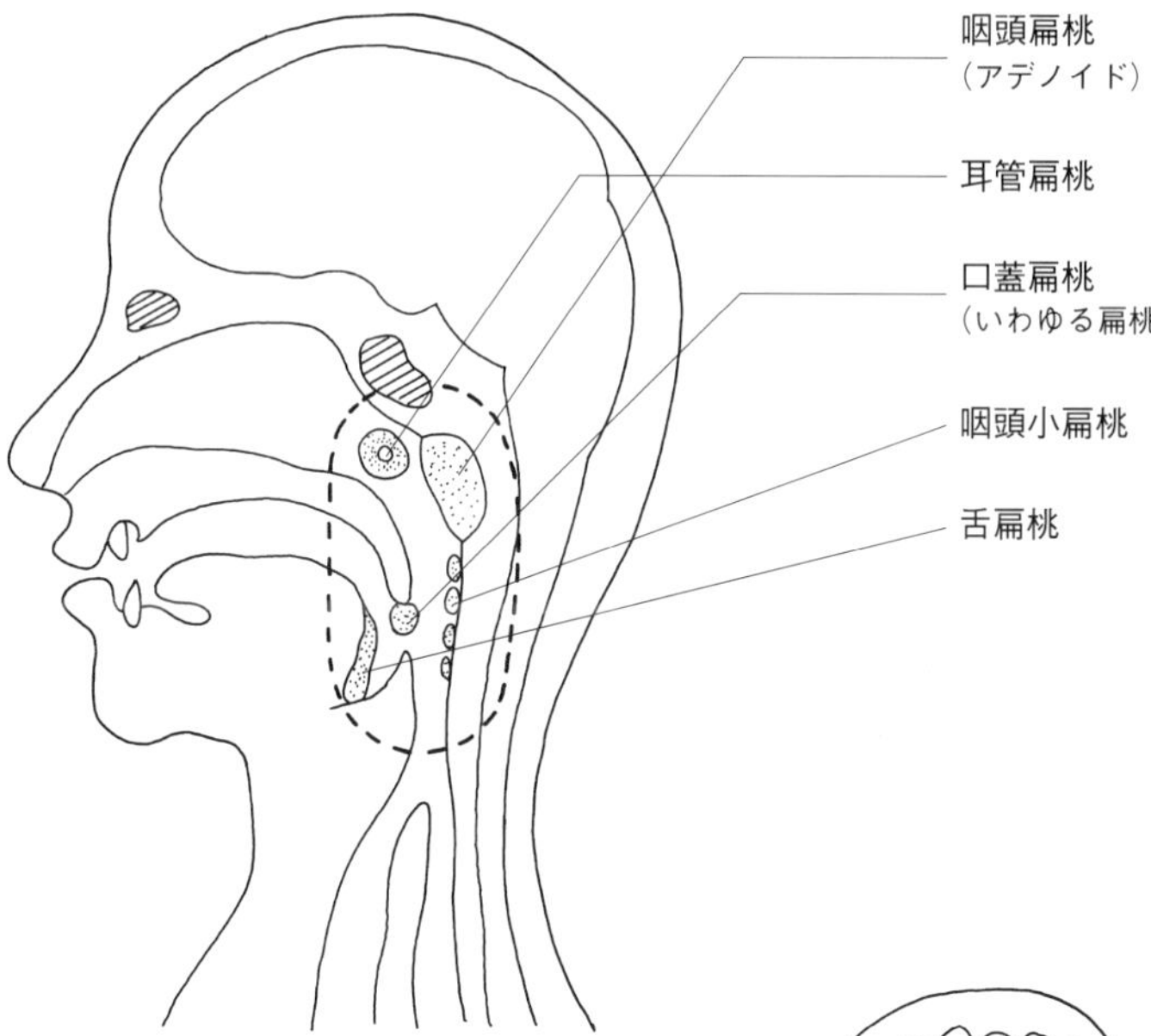

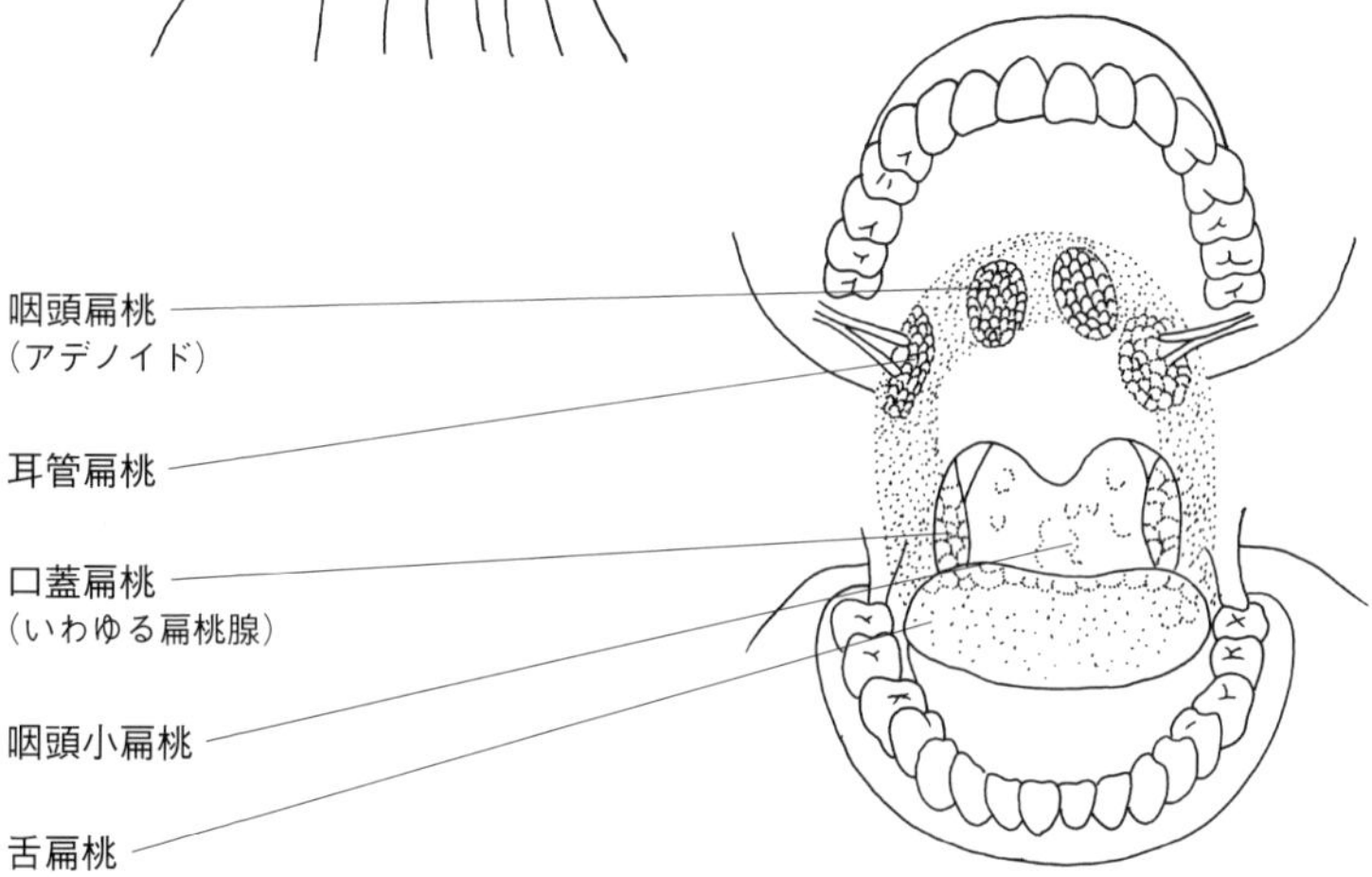

しかも口呼吸では、空気を加湿する能力がないため、喉の扁桃腺が乾燥してくる。そうすると、扁桃腺そのものの機能が弱るばかりか、乾燥した環境を好む黴菌群の温床になってしまいかねない。

免疫機能が低下する理由

具体的にいうと、口呼吸がイタについてしまうと、鼻呼吸をあまりしなくなる。鼻に空気が通らなくなるため、鼻がダメになる。分泌物が流れなくなってカサブタ状にかたまると炎症を起こすようになる。つまり洟が涸《か》れて鼻炎になるのである。

また、鼻と気管に空気が通らないと、吸気は加湿されないので、口蓋扁桃や舌扁桃以外の扁桃腺まで乾燥してくる。

口が乾燥すると、唾液も分泌されなくなる。こうして黴菌の排出機能の多くが失われることになる。そして鼻の奥の扁桃まで弱ってくる。さらに扁桃まで黴菌の温床になってしまう危険性がある。もともと外敵を撃退するための防衛機能であるはずの扁桃リンパ輪が、いつの間にか黴菌群の温床になってしまうのである。

こうして、扁桃(鼻の奥)や口蓋扁桃などがつぎつぎと弱っていく。このことが〝免疫機能が低下する〟という意味なのである。

花粉症は、花粉というタンパク質で起こるカゼ症状のことを指す。通常、車の排気ガスと複合しなければ発症しない。大気汚染を複合すると、サルでもネコやイヌでも発症する。目と鼻と耳と肺から、複合汚染の毒物が吸収されるのであるから、いかなる哺乳動物の白血球も、これをうまく消化することが困難になるのである。

従って社会的な花粉症対策の第一は、大気汚染を制御することである。

口呼吸病

小児喘息にかかる子供は、一〇〇パーセント口呼吸をしている。わたしのところを受診する小児喘息の子も、当然一様に鼻呼吸ができない。

もともと大人でさえ、肺疾患の大半がただの口呼吸で発症するのだ。難治性とされる間質性肺炎は、一〇〇パーセント口呼吸の人がなる病気だと内科の教科書にも書いてあるのである。

前述のように、口呼吸の習慣があると、免疫系が少しずつ冒《おか》されていくので、たとえ小さい頃に小児喘息にならなくても、アトピー性皮膚炎をはじめ、さまざまな免疫病にかかる恐れがある。口呼吸のために、あやうく〝血液のガン〟である「白血病」になりかけた女性もいる。

わたしは、口呼吸によって引き起こされる病気を「口呼吸病」とよんでいる。どのような病気があるかというと、小児喘息、アトピー性皮膚炎、アレルギー性鼻炎、嗅覚《きゆうかく》・味覚の麻痺《まひ》、慢性皮膚炎、シェーグレン(眼と口にまつわる病気)、リウマチ、白血病、悪性リンパ腫《しゅ》などさまざまである。

口で呼吸ができるのは、前述のように、一歳以上の人類だけ……ということが忘れられている。だから一歳未満の段階では、小児喘息も小児白血病もないのである。

難病と思われるこれらの病気も、口呼吸の習慣をやめて、鼻呼吸の習慣を身につけることで、劇的に病気が治ってしまうケースも多い。

しかし、いくら口呼吸が身体に悪いとわかっていても、一度ついた習慣を修正するのには、大変な努力がいる。ふだん無意識に口でしている呼吸を、鼻でするように戻すには、あの手この手の知恵と技術が必要になってくる。

なかには、鼻呼吸を身につけるのが面倒くさくなり、治療の途中で投げ出す人もいる。鼻呼吸が大変なのは、頭で理解しても、実行に移すとなると、なかなか難しいからだ。口呼吸の癖は、子育ての誤りで身についてしまう。子育てが六つも間違っている、育児の後進国である日本では、今では大半の子供が口呼吸をしているような有り様である。

しかし、小さな子供には、そのような苦労はさせたくない……というのが、親心であろう。子供の口呼吸を未然にふせぐのに適した器具がある。〝オシャブリ〟である。

オシャブリ復権論——四歳までオシャブリを

オシャブリを口にくわえていると、結果的に口は閉じられているから、口から呼吸はできない。すると呼吸はいやでも鼻からするしかないのである。

もともと鼻呼吸をしているのが赤ちゃんである。オシャブリをさせることで、成長するにつれて起こる口呼吸の習慣を予防することができるのである。

オシャブリをくわえているときの赤ちゃんの口のなかでは、舌がさかんに動いている。また舌とともに、後で咀嚼筋《そしゃくきん》となる筋肉群と嚥下筋《えんげきん》群が、腸と全く同じように蠕動《ぜんどう》運動をしている。

後述するが、赤ちゃんのとる基本的な原行動の一つに〝なめまわし〟がある。舌という感覚器をしきりに働かすことで、赤ちゃんは必死に外界のことを探ろうとするのである。

赤ちゃんが舌をしきりに動かせば、顎《あご》の筋肉も一緒に動かされる。おもに咀嚼筋や嚥下筋が動くのだが、この一連の作業によって顎が発達する。また同時に、横隔膜《おうかくまく》も刺激されるので、正しい鼻呼吸がさらに促進される。舌を動かす神経と顎の筋肉の神経と横隔膜神経が頸部神経叢でつながっているためである。

さて、赤ちゃんのオシャブリだが、欧米の人間工学にならって、当然「三〜四歳ごろまで」使わせなければならない。

わたしがこのようにいうと、驚かれる方も多いと思う。なぜなら、日本では、オシャブリは「甘えの象徴」だと広く認識されているからである。だから、

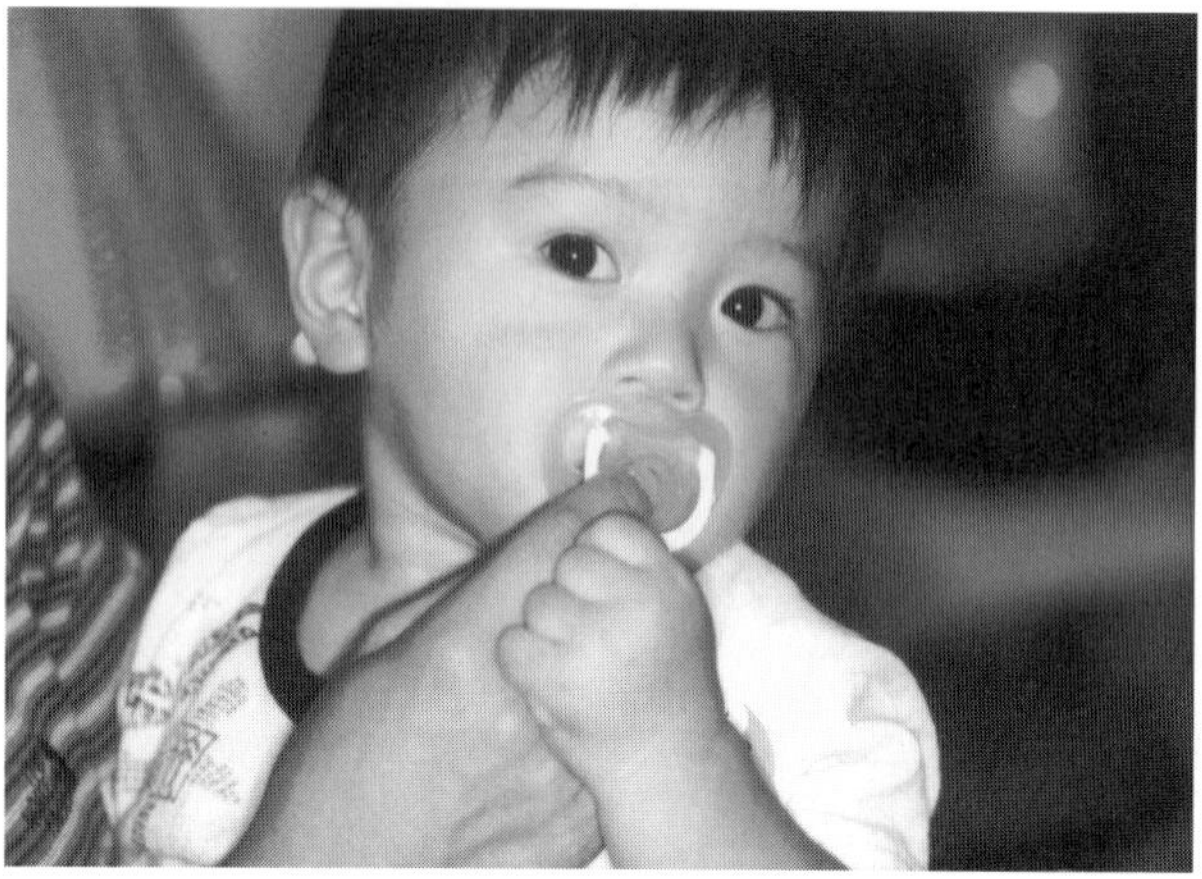

オシャブリは、できれば4歳頃まで与えましょう

「一歳を過ぎてまで、オシャブリしているなんて、みっともない」

という声をよく聞く。オシャブリは、あくまで乳飲み子がするものであり、いつまでもしていると、精神的に乳離れができていないと揶揄《やゆ》され、親のしつけが悪いと中傷される。

本来は、哺乳動物の特徴として四歳頃まで、誇りをもってオシャブリを使うべきであり、欧米人はそうしているのである。

日本では「オシャブリをくわえさせると歯並びが悪くなる」という〝迷信〟まで広く流布している有り様である。困ったことに、医者や保健婦までもがこういう迷信を信じて、狂ったようにオシャブリを取り上げて子供を駄目にしているのが現状である。

口腔科の専門医としていえば、逆にオシャ

ブリをしないから、歯並びが悪くなるのである。オシャブリは、前述のように、顎や口の発達を促し、さらに歯並びも整える。この理由は、また後述する。

さて、欧米のオシャブリ事情はどうだろうか？　〝オシャブリ＝恥ずかしい〟という日本の常識とは対照的に、ニューヨーク・ロンドン・パリといった欧米の大都市では、三〜四歳くらいの子供がオシャブリをくわえている光景をよく見かける。とくにアメリカでは、州によっては離乳型のオシャブリを子供に支給する所もある。

これらの親の身なりは一様にきちんとしており、しつけの仕方が悪い親のようには見えない。しかもベビー・ショップには、数十種類ものオシャブリが売られているのである。オシャブリは、乳幼児の身体にとって大切なものだという認識がちゃんとあるようだ。

オシャブリの科学

オシャブリを愛用すべきである。極端なようだが、幼稚園に通うような年齢……四歳くらいになっても、堂々と誇りをもってオシャブリを使わせるべきである。前述のように、もともとヒトは四歳までお乳だけで育てるべき動物なのである。ちなみに、ゴリラは二歳まで、昔のアフリカ人は四歳までお乳だけで育てていた。このことから考えると、当然なのである。

わたしがオシャブリを勧めるのは、何よりも、幼いうちから〝口呼吸〟をふせぎ、正しい鼻呼吸を身につけさせる必要があるからである。母乳で育てる子でも同じで、寝ている間はオシャブリを与えないと口呼吸の子供ができる。

また、オシャブリをすると舌が活発に動き、顎の発達が促されるので、呼吸もさらに活性化する。また口の発達とともに、歯並びは幼児期には少し悪くなるが、小学生で生え換わるときに整う。

ところで、オシャブリが歯並びにいいのは、乳幼児が口を左右対称に使う習慣ができるからである。つまり、顎が左右均等に鍛えられるからである。

さて、歯並びがよくなったり、悪くなったりするのは、何を意味するかというと寝相《ねぞう》と片噛《かたか》みと口呼吸の癖で〝歯が動く〟ということである。歯は、顎の骨に突き刺さっているのではなく、顎骨のくぼみに歯根膜《しこんまく》でくっついているのである。

つまり歯は、自分の筋力や自分の頭の重さでかなり簡単に動くのである。それだけではない。顔と背骨も、自分の体重でつぶれる。それでいぎたなく寝ていると、骨が変形するのだ。歯はとくに横から受ける圧力には弱い。意外と簡単に動いてしまう。歯並びがこれから形成されるという乳幼児ならなおさらである。

もう一つ、オシャブリの効用は、子供の「片噛み」の習慣を予防することにある。歯の左右均等な成育を促すことで、歯のアンバランスをふせぎ、そのことで、口の動かし方のアンバランスを予防するのである。片噛みは、必ず口呼吸や駄目な寝相とも連鎖する。

「洟垂《はなた》れ小僧《こぞう》」はどこへ

オシャブリを取り上げられた子供は、ほどなく「指シャブリ」を始めるが、この指シャブリは、歯並びを悪くするものの、口呼吸よりはマシである。指の中身は「骨」なので、歯の方が圧力を受けてしまうが、口がふさがっているので鼻呼吸になるからである。

これに対し、オシャブリは、ゴム製で柔らかい。当然、歯は圧力を受けない。オシャブリは、口の真ん中でくわえないと〝坐りが悪い〟から、左右どちらかに力が偏ることなく、頬の運動もバランスよく行なわれる。

このように、オシャブリをつけることで、歯並びとともに、顔の形、顎の形も整ってくる。アメリカの歯科矯正では、子供の歯並びを矯正するときの器具として、オシャブリの形をしたものも使用されている。

オシャブリ、オシャブリとわたしが連呼すると、どこで売っているのかという問い合わせを受けるが、二〇〇〇年の夏にピジョン社からようやく機能的なオシャブリが発売された。欧米に遅れること四〇年である。同時に、大人用の口呼吸防止用のマウスピース型のブレストレーナーも実用化された。これはアメリカの矯正用オシャブリよりはるかにすぐれている。

いずれにしても、乳幼児からの「口呼吸」をふせぎ、自然な形で「鼻呼吸」を誘導できることが、オシャブリを使う最大の目的である。

しかし現実には、日本ではオシャブリは赤ちゃんの単なる玩具のように扱われ、一歳前後で取り上げられるため、悲しいことに「口呼吸」の子供が急増している。

この傾向と比例して、〝青洟《あおばな》〟を垂《た》らした子供が減少した。ついぞ昔の三〇年ほど前までは、日本中どこにでも、青洟を垂らした子供(洟垂れ小僧)がいたのである。垂らした洟を、衣服の袖でふくものだから、袖口が光っていたりした。これがワンパク坊主の象徴だった。

〝ワンパク〟とは健康児の別名である。

ところが、今の日本には、どこを探しても「洟垂れ小僧」がいなくなった。このことをもって、日本の衛生状態がよくなり、薬品が発達したおかげで、子供の健康状態がよくなった……というような迷信が、日本中に定着している。

しかしこれは、日本の衛生状態が向上したためではない。口呼吸の子供がふえたためである。〝青洟〟というのは、鼻から入ってきた黴菌を、前述のように白血球が消化するため、その白血球と黴菌の残骸が、〝洟水〟という形で外に流し出されたものをいう。

つまり、子供の免疫力が活性化している時、洟水がでるのである。まさに洟水こそは、前述の〝空気清浄器〟であり〝エア・コンディショナー〟である「鼻の免疫系」の機能が、正常に働いている証《あかし》である。

実際、わたしのところに診察にくる小児喘息の子供の中には、物心ついた頃から、一度も「洟をかんだことがない」という子供が少なくない。親は、「洟が出ていないから、うちの子は健康だ。うちは衛生的なんだ」と安心しているが、これは逆である。

口呼吸と鼻づまり

鼻呼吸をする人は、息をする時、すこしだけ鼻が動く。いわゆる小鼻が動くのである。つまり鼻呼吸の習慣のある人は、自分で鼻の穴を大きく開けたりできるのが一般である。

さて、人間の顔には、顔面表情筋という筋肉があり、ほんらいならば、耳や鼻を動かせる筋肉なのだが、使わない筋肉は退化する……の法則通り、ほとんど動かせないのが現状である。

かつてわたしたちの祖先は、原野で敵が迫ってきたと思われるとき、耳をそばだてた。獲物を探すときも、耳をそばだてた。また鼻もクンクンと利かせたものだ。

ご先祖さまは、耳や鼻を感度抜群のセンサーとして、いつも働かせていたのである。だから、耳や鼻は動かせて当然だった。

もちろん現代人でも、咀嚼筋や主な表情筋なら動かせる。これらの顔の筋肉は、積極的に動かした方がよい。ただでさえ、日本人は〝無表情〟といわれている。健康のためにも、「顔」はよく動かした方がよい。

わたしは「鼻呼吸」の必要性と「口呼吸」の危険性をこれまで述べてきた。これはできれば、日本全国民に認識してもらいたい。

ところが、わたしは「鼻呼吸」の有用性を学会や講演会などで訴えると、蓄膿症などで「鼻呼吸がしたくても、できない」という相談をよく受ける。しかし皮肉なことに、蓄膿症こそは、口呼吸の産物ともよべるものである。

口呼吸をすると、鼻の中が乾燥する。したがってわずかに鼻汁があっても、それは鼻の外にでることはなく、その場で乾いて瘡蓋《かさぶた》のようになる。それが鼻粘膜についてふえると、そこに雑菌が繁殖して、とうとう鼻は炎症を起こすのである。

こうした炎症を起こした粘膜の層が、だんだん厚くなると、鼻の通りが悪くなる。いわゆる蓄膿症や鼻炎などはこうしたケースが多いのである。

鼻炎や蓄膿症の人は、専門の耳鼻科の医師に相談し、適切な治療を受けて、ともかく、全力で〝鼻の通りをよくする〟ように努力すべきである。

そうして、鼻の通りをよくしながら、「鼻呼吸」のみの呼吸を実践しなければならないでないと、また元の病気に逆戻りである。

ちなみに、子供が風邪を引いて、鼻づまりになったとき、自然に口呼吸のクセがついてしまうことがあるので要注意である。こういう時は、子供の鼻腔(空気の通り道)によく水を通して、鼻水を出すことである。この時役立つのが、薬局で売られているコンタクト用の目薬である。涙とほぼ同じ濃度の食塩水でできている無添加のものを選ぶこと。

喘息の原因

近年、アトピー性皮膚炎とともに、日本の子供に急増しているのが、小児喘息である。喘息というのは、呼吸困難の発作に襲われる病気である。

長い間、小児喘息はアレルギーが原因であるといわれてきた。空中のほこりやダニの死《し》骸《がい》が喉《のど》に入ったり、アレルギーを起こす食品を食べたりしてアレルギー反応が起こり、呼吸困難の発作が生じる……と考えられてきた。

ふつうアレルギー反応を抑えるには、ステロイド・ホルモンが使われる。小児喘息も同じだった。ステロイドは、アレルギー症状には効果があるが、同時に、副作用もまた多いホルモンである。

ところが、小児喘息においては、ステロイドは、せいぜい発作を抑えるぐらいで、あまり効果がなかった。それで小児喘息は、根治療法がないとされてきた。

このステロイドがあまり効果を奏さない事実から、最近は、小児喘息は、単なる「雑菌による気管支の炎症」ではないかという説が濃厚になってきた。もちろんステロイドは対症療法で、三〇年以上も使われてきたのである。

もうお分かりのように、気管支や肺に、雑菌が入り込むのは「口呼吸」をするからである。子供がオシャブリをはずされて、口呼吸の習慣が身について半年か一年もすると、小児喘息がはじまる。口から侵入した雑菌が、子供の扁桃腺や喉・気管支などを蝕《むしば》むのに、そのくらいの時間がかかるのである。

水泳は口呼吸を生む

「小児喘息には水泳がいい」とは、昔からいわれている。確かに、水泳を始めた当初は、症状が改善されるため、小児喘息に有効なのである。しかしこれも一時しのぎであり、そのまま水泳を続けていけば、再び発作がでてくる。

その理由はつぎの通りだ。水泳を始めた当初は、子供は水が口に入らないように、口をギュッとしめる。すると鼻呼吸が復活する。

しかも人間の祖先は、海の中で生きていたのである。つまり元々水の中で生活していた頃の生命記憶がよみがえるため、水の中に入ると呼吸が落ち着き、咳もでなくなるのである。

ところが、こうして喘息が治まったと思えた頃に、子供の水泳は上達してくる。水泳のコーチは、息つぎの方法を教えるが、これが一〇〇パーセント口呼吸を強制する。

クロールでも平泳ぎでも、息つぎの時は、水面に顔をだして、口を開けてする。口呼吸を強引に押しつける。これが鼻呼吸をマスターしている子供なら問題ないだろう。泳ぐという特別の時にだけ口呼吸をするのだから。しかし、小児喘息で元々口呼吸の習慣をもつ子供の場合、再び口呼吸の癖が復活する。

わたしの診察室を訪れる子供にも、このようなケースが非常に多い。喘息のため、水泳を始め、一度はよくなるが、上達するにつれ、喘息が再発し、とうとう激しい発作に見舞われる子供が多いのである。

このような子供を診察すると、だいたいどの子も、口はわずかに開いたまま。無表情で無気力な状態。歯並びも悪い。扁桃腺も腫《は》れている。首のリンパ節も腫れている。

わたしは、このような子供の親御さんに、

「寝るときには、必ずオシャブリをさせてください」

と指導する。するとだいたいのお母さんは、「オシャブリですか?」と怪訝《けげん》な顔をされる。同時に、鼻孔を拡大して、空気の通りをよくしないと発作を抑えることができない。鼻孔を拡大してから口をテープでとめても、オシャブリでふさいでも、喘息は小児なら全快するほど、簡単な病気なのである。

いずれにしても、口呼吸を鼻呼吸に変えるのが健康の基本だ。

悠久なる「しつけ」の科学

後述するが、わたしは、生体力学刺激を、移植した人工器官に加えることによって、人工骨髄と人工歯根の開発に、世界ではじめて成功することができた。この研究で、脊椎動物の進化が、重力をはじめとする広い意味での力学で起こっていることが明らかになった。

つまり、身体の使い方で進化が起きていたのである。さてこの進化学から見ると、哺乳動物としての正しい子育てが、今の日本ではまるでなされていないことに、ある日ハタとわたしは気がついたのである。それで、小児科医でもないのにこのような本を書こうと思った次第である。

さて、口呼吸の話をつづけてきたが、口呼吸ばかりではない。姿勢の偏《かたよ》り、立ち方・坐り方の偏り、身体の動かし方の偏り、片側噛みの習慣、寝相の偏り……など、立居ふるまいからはじまる身体のすべての部分における「偏り」が、人間の健康を大きく左右するのである。つまり無理な形で生活しているために生じた身体の構造欠陥である。

このように、身体の使い方の誤りと偏りが、病気と関係があるというと、それこそ「迷信でしょう?」という顔をする医者がいるが、そのような医者こそ、解剖学や動物学、形態学、あるいは正しい進化学を知らないのである。

オシャブリの早期はずしばかりではない。日本古来から伝わってきた伝統的な「しつけ」が、近年失われてきた影響は深刻である。伝統的な〝しつけ〟というと、眉をひそめる人もいるが、もちろん自然界の理にかなわない、親の身勝手からくる〝しつけ〟を装った横暴は論外である。

最近、激増している虐待《ぎゃくたい》や暴力は、多くの場合、このような身勝手や横暴からくるものだが、これらは子育ての誤りがつもりつもっているためである。

また今では、乳児の頃から冷たいミルクや飲み物を与えて、子供を冷たい物中毒にする傾向があるが、哺乳動物は、乳幼児期に三七℃以下の冷水を飲ませると、生涯にわたり、病弱で陰気で、暴力的な子ができてしまう。

冷たい物を好むと、自分自身で生命にもっとも大切な内臓を冷やしていじめることになる。すると、相手かまわず、時に怒りが爆発する性格になってしまうのである。いずれにしても、家庭環境が昔とは激変している状況にある。

人類の、猿人時代から長い歴史の上に培われた「生き方の知恵」が沢山盛り込まれた「作法教育」が「しつけ」とよばれるのである。

だいたい古来から日本の家庭では、しつけや礼儀作法、身だしなみをうるさく教育してきた。これがあってはじめて、社会規範の認識が生まれたのである。

もちろん、現代の核家族社会にあっては、かつてのように「家」や〝村社会〟の年長者のような、この伝統的なしつけを伝授する役割を担う者がいないので、この「しつけ」の実践法を誰から学べばよいか分からなくなってしまっている。

哺乳動物の掟を守り、いぎたなく、だらしのない寝相や片噛みや口呼吸を正し、仰向けで大の字に寝て、両方の顎で均等に咀嚼をし、身体の使い方を左右均等にし、鼻呼吸をすることである。

結局、正しい子育ては、猿人以前からの哺乳動物の正しい伝承によるべきなのである。

身体の正しい使い方の基本を身につける

「食事中は、みだりに口を開かない」

昔はよく親からこう諭《さと》された。これは鼻呼吸を身につける上で重要な〝しつけ〟である。口唇をきちんと閉じて噛む習慣が身につけば、食事中でも自然と鼻で呼吸をする習慣が身につく。

また、前かがみになって猫背《ねこぜ》で食事をすると、お腹が圧迫されて、鼻からの呼吸ができず、口からの呼吸に頼ることになるので、これも口呼吸を助長することになる。背筋をしゃんと伸ばして、肛門《こうもん》をしめて歩き、そして坐り、この姿勢で食べるようにしなければならない。

今の日本人は、一〇〇パーセント口と肛門が開きっぱなしで、だらしのない猫背と、背骨の横曲がりで、なんとも情けない国民になってしまったのである。

テレビの方に顔を向けながら食事をするのもいけない。テレビを見るときは、テレビに集中した方が何倍も楽しいはず。食事も中途半端になる。だからテレビは消した方がいい。

親子が顔を向き合わせて、正しいマナー（身体の動かし方）で食べる、会話をするときは、いったん箸を置いてからゆっくり話す。食事中の会話も大事である。

また、〝一口の食塊《しょくかい》〟を口に入れたら、ゆっくりとよく噛んで食べる。一口約三〇回の咀嚼が基本である。じゅうぶんに時間をかけて丁寧《ていねい》に咀嚼する。しかも両側の奥歯を均等に使って咀嚼するのである。絶対に片側咀嚼の習慣は避ける。

このような食事の〝しつけ〟は、人間生活の第一歩である。「しつけなんて、古い因習だ。人間は自由に生きるべきだ」というのなら、その自由意思に則って、人が病気になるのも勝手である。

さて病気というものが、身体の使い方の誤りや温熱・重力・電磁力などのエネルギーの不適当によって起こることが、研究によって明らかになってきたが、こうなると、病気の予防と治療は、すべて自己責任となるのである。

睡眠時間を削ることで、脳や心臓の血管障害を起こして早死するのも、冷酒を飲みすぎて病気になるのも、すべては自分の責任である。

しかし「全世界をうけても、命を失ったら意味がない」のである。自己中心的な愚かしい考えは、二歳半までの誤った育児法で身についてしまう。まず、身体の使い方を正すには「子育て六つの誤り」を正さなければならない。

荷物を持つときも、片側の腕でばかり持たないことだ。身体を左右均等に使うこと、これが大原則なのである。

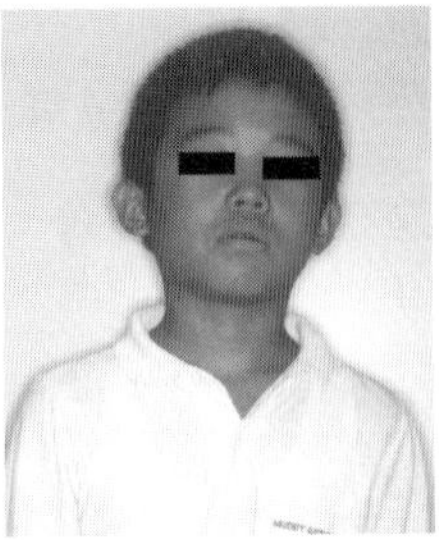

典型的な口呼吸の少年。口呼吸とともに片噛みも併発。左肩も下がっている

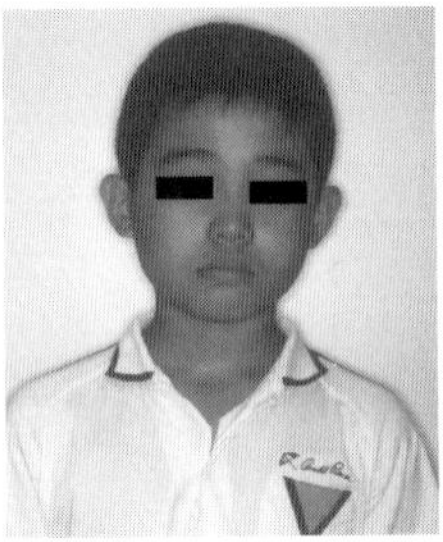

ガム治療と正しい睡眠姿勢で、これだけの違いがでる

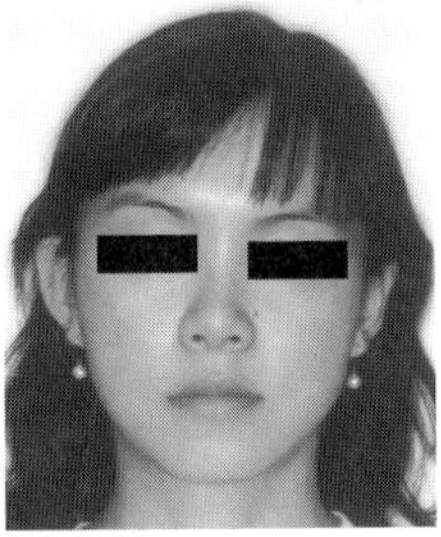

右顎関節の痛みと腰痛を訴えて来院した女性。睡眠時間は5時間だった

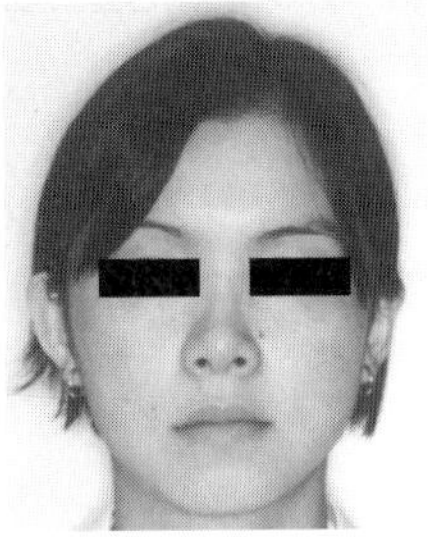

鼻呼吸と正しい睡眠姿勢を指導し、8時間睡眠を励行。顔の左右差が少なくなった

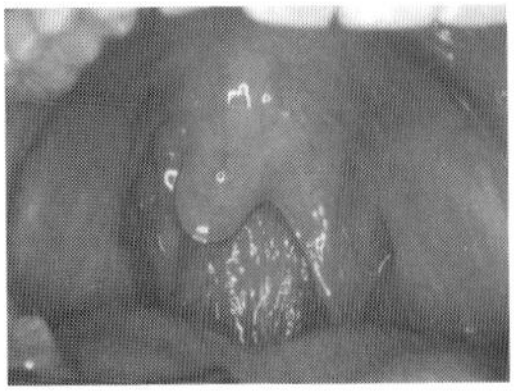

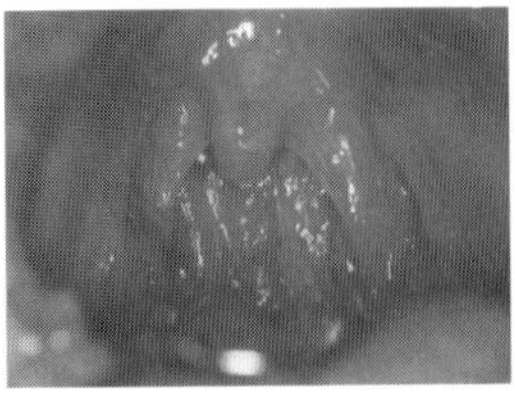

口呼吸と片噛みで咽喉部が右側に大きく曲がっていたのが改善された

第4章

酷使される肉体

無理に歩かせてはならない

「這《は》えば立て、立てば歩めの親心」

とは昔からよくいわれる言葉だ。わが子がはじめて自分の足でヨチヨチながら歩き始めた瞬間というのは、親にとって待ちに待った瞬間である。

ハイハイしかできなかったわが子が、ある日、自分の足で立つようになる。哺乳類の中にあって、人間のみの特徴である「二足直立」の段階へと、いよいよ赤ちゃんは成長してきたのであり、自己進化を遂げてきたのである。

やがて赤ちゃんは、立つだけでなく〝歩き始める〟。親としても、ようやく「人間の仲間入り」を果たしたわが子を、思いきり祝福したい気持ちになるのは当然である。

この段階で注意すべきことは、幼児に「無理をさせてはいけない」ということである。やっとハイハイの時期を卒業した。といって、

「やっと立てたね。じゃあつぎは、歩け、歩け……だね」と、子供に急いで〝歩き〟を強要するのは、もっとも避けねばならない。元々進化の流れは、ゆっくりとした時間の流れが背景にある。だからこの時期は、ゆっくりゆっくり……というような感覚で〝歩く練習〟をさせることである。

つまり子供が〝疲れるほど〟歩かせるのは罪である。できれば、三〜四歳ごろまでは、こうした注意が必要である。そして子供が疲れたら、すぐベビー・カーに乗せるか、抱っこしてあげることである。

二足で歩くことは、わたしたち大人にとっても、決して楽な作業ではない。わたしたち人間は、地球の重力に抗して、地面に対して垂直に二足で立ち、しかもその二足のみで歩き回るという、哺乳動物にとっては、一種の〝曲芸〟を日々演じているのである。

ヒトの頭の重さは約五キロあり、これを一七〇センチの高さに保つには、相当な位置のエネルギーを必要とする。これは四つ足動物のほぼ二倍の2Gを受ける勘定になる。

これは重労働である。よく動物園のクマが、二本足で立って曲芸をやるが、あれを見ても重労働だとわかる。つまり肉体的に大きな負担を与えるのである。とくに免疫系への負担は大きい。

まして人間になりたての赤ちゃんを、無理に立たせて歩かせるなどの行為は、それこそ虐待に等しいのである。まず脚《あし》がO型に曲がり、つぎに赤ちゃんのひ弱な免疫系が、ダメージを受けてしまうからである。

ひ弱な子供の急増

昨今のひ弱な子供の急増は、右記のことと関係があると思われる。

小学校の朝礼で、五分と立っていられない子供がいる。わたしの世代からすると、どうしてこんなにひ弱になったのか……と思われるほどである。これは、育児学や小児科医学の専門家が、アメリカと比較にならないほど勉強不足であるためである。

しかし「身体だけは、せめてじょうぶに育つように」という〝育児への情熱〟は昔と変わっていない。こうなったのは、『スポック博士の育児書』が日本でも翻訳出版された昭和四十年ごろからである。ところが、そのご本家のアメリカが、何度も述べた通りいろいろな事件があったために、その育児法を改めて、今では逆に、戦前の日本で行われていた子育て法を、アメリカの医療は取り入れているのである。

いまだにスポック博士を信じているのは、日本の医者と厚生省だけだというのは、まさに勉強不足もきわまれりという感がしてならない。

日本では、いつまでもベビー・カーに乗せたり、抱っこや〝おんぶ〟をしていると、子供の自立心が損なわれる。そのため「甘えん坊」に育ってしまう……という認識が広く流布している。

そこで親は、赤ちゃんには辛いことかも知れないが、「がんばって歩いてね」といって、なるべく歩かせようとするのである。じじつ、小さな子供が歩き疲れてヘタリ込んでいると、「だらしないわよ。早く歩きなさい」としかる母親をよく見かける。

しかしこれは、哺乳動物としてのヒトの子の発育を全く知らない、日本の医者の無知から生まれた光景である。「早く歩きなさい」ということができるのは、子供がある程度大きくなって、身体の構造がちゃんと整って、免疫系などの体制がしっかり整って、準備万端となってからのことである。

そうでない、まだ〝人間になりかけの存在〟である幼児を、せっせと歩かせてることは、構造がじゅうぶんにでき上がっていない身体に、無理な重圧を強いることになるので、子供の身体を壊《こわ》しかねないのである。

もちろん、赤ちゃんを「甘やかせ」というのではない。〝しつけ〟はしつけで厳しくすべきである。しかし「人間の身体」のことをよく知らずに、思い込みで子育てをしていると、それが愛情からなされることでも、子供の身体を壊してしまいかねない。

二足歩行は身体に悪い

前述のように、人間の最大の特徴は、言葉を話すことと二足歩行をすることである。とくに地球の重力と闘い、二足歩行をするようになり、両手を自由に使うようになり、道具を使うようになり、大脳を発達させ、言葉を話すようになることで、人類は文化や文明を発展させてきた。知能も発達した。これこそ人間が「万物の霊長」と称されるゆえんである。

しかし二足歩行は、はたして健康によいのだろうか。

直立することにより、脳や手足や口(言葉)を自由に使いこなし、その結果〝知恵の木の実〟を手に入れた人類は、その代償として、他の動物とは異なった宿命を与えられた。これこそが〝楽園追放〟であろう。

ネコやイヌを見ても分かるように、動物は四つの足で歩く。同じ体重を四つの足で分担しながらである。もとより〝顔〟も地面から近い位置にある。これが二足歩行になると、顔＝頭の位置は格段に高くなる。物理学の用語でいう「位置エネルギー」が倍以上になる。

わたしたちは、慣れているから何とも感じないが、竹馬が慣れるまで大変なように、二本の足で立つこと自体、地球の重力に抗する重労働である。

◉関節の生理学

さて、いくら歩けるようになったとはいえ、幼児の身体はまだ未熟である。地球の〝重力〟はわたしたち大人が考える以上に過酷な負担となる。

人間の身体で、もっとも重力によるダメージを受けるところは「関節」である。腰や膝・足首などの関節に、人間の体重がかかるのである。

関節のちょうつがいの部分(関節頭)には、腸扁桃から移ってきた白血球造血巣がある。これは哺乳動物にだけ見ることができるシステムだが、とくに幼児の場合、立ったり歩いたりさせ過ぎると、この関節のちょうつがいの部分が、力学的に傷つけられ、そうすると内出血を起こす。

小児白血病も、小児喘息と同様に、子供が口呼吸でカゼ症状であるのにもかかわらず無理に歩かせたりすると発病することがある。白血病の子供はカゼのときのように、関節が痛いといって泣くのである。

もちろん少々の内出血は、放っておいても自然に回復するが、これが日常的になると、なかなか内出血が止まらなくなる。これでは免疫系に大きなダメージを与えるばかりだ。

余談だが、血友病《けつゆうびょう》という遺伝病がある。一度出血が起きると、なかなか血が止まらない病気である。そして血友病の遺伝を受けついだ子供は、激しい運動をしてはならないといわれる。激しい運動で関節が内出血を起こすと、血が止まらなくなり、関節が大きく腫れ上がるからである。

ちなみに、血友病の患者さんには〝血液製剤〟が投与される。血液製剤というのは、血液を固める成分である。これを注射すると、たとえ運動しても関節の内出血が止まり、ふつうにスポーツできるからである。

話は元に戻るが、読者のみなさんは、関節が内出血するという話に、意外の念をもたれているかもしれない。〃関節〃は、わたしたち人間にとって、非常に重要な場所である。免疫システムの拠点だからである。

前の章でわたしは、扁桃腺が、白血球をつくって黴菌を撃退する生体防衛ラインであると述べた。じつはこの〃関節〃も白血球をつくるのである。

人間は、蜂に刺されたり、毒虫に刺されたり、ケガをして傷口から黴菌が入ることがある。体内にいろいろな異物や毒が侵入するのは、口からばかりではない。こういう非常事態に出動する白血球は、前述のように、関節でつくられるが、これも重力の作用によることが、これまでの研究によって分かってきた。

関節とは、骨と骨とのつなぎ目である。骨という棒の、先っぽの丸い部分を、関節頭というが、そこが白血球の製造場所である。これは人間だけでなく、どの哺乳動物にも共通するシステムである。ついでにいうと、赤血球に核がないのも、哺乳動物だけである。

そこでこの〃関節頭〃が、暴力的に力で痛めつけられると、免疫力が低下するのである。外敵から身を守るはずの白血球の製造能力が落ちるから、そこで関節がウィルスや喉の雑菌による感染症にかかりやすくなる。

わたしが、幼児にはあまり歩かせ過ぎないように……と訴えているのは、このためである。よく子供は、遠足などの遠出をした翌日に寝込んだり、発病したりする。過労による免疫力低下がてきめんに出たからである。

ベビー・カーの復権

欧米では、オシャブリと同じように、幼稚園に通うような年齢の子供でも、親は平気でベビー・カーに乗せている。日本では、ちょっと信じられないような光景なのかもしれないが、欧米人は、決して甘やかしているわけではない。

欧米の医者や育児の関係者は、幼児の身体の特徴を、人間工学的によく理解した上で、母親に適切にベビー・カーの大切さをアドバイスをしているのである。

ところが日本では、二、三歳にもなってベビー・カーに乗せていると、子供を甘やかしていると思われる。また日本では海外と異なり、ベビー・カーや車椅子を使う人に便利なように、バスや鉄道などの交通機関が整備されているわけではない。お母さんがベビー・カーを運ぶのは確かに大変である。

しかし、歩き始めた幼児が「ママ、疲れた」といったら、なるべく休ませる必要がある。そのためにも、ベビー・カーは必要なのだ。子供が歩く練習は、徐々に行うべきである。

人間の寿命を縮める重力

哺乳動物の寿命は、その動物が成長するまでにかかる時間の五倍程度であるといわれている。つまり生後一年で成長が完了する動物なら、その動物の平均寿命は約五年である。また生後一〇年で成長が完了する動物なら、平均五〇年の寿命ということになる。

人間に飼われている今のイヌやネコは例外である。栄養状態が格段によい上、外敵などがいない。それで成長期間の一〇倍くらい生きるといわれている。

さて、ホモ・サピエンスであるヒト科の人間の寿命はどうか。人間の成長が完了するのは、前述のように、約二十四歳である。胎児の頃からつづけてきた〝進化のプロセス〟が、約二十四歳で完了するのである。人間は、生後二十四年もかけて〝ホモ・サピエンス〟になるのである。

それで、この「五倍の法則」に従えば、人間の平均寿命は、約一二〇歳という計算になる。つまり、人間はほんらいならば一二〇歳まで生きられるのである。

ところが、一二〇歳を越える高齢者というのが、今世界にも身近にもいる話など聞いたことがない。

以前、日本にも一二〇歳の人がいた。しかしよほど健康な人でない限り、一一〇歳を越えるのは至難の技だ。世界有数の長寿国である日本人の平均寿命は、せいぜい七七歳〜八三歳。一二〇には遠く及ばない。江戸時代などは、平均寿命が五〇歳ぐらいである。

長寿国・日本でも、成長期間の三・五倍が関の山である。人類の寿命が縮んだ理由は、もちろんさまざま考えられるが、やはり「直立二足歩行」と「話をすること」「口呼吸」の影響が大きい。

とくに地球の〝重力〟に真っ正面から抵抗する「直立二足歩行」は、この地球という星に棲息する生き物として、生まれた時から過酷な重荷を背負っているようなものである。

もちろんわたしたちは、日常ではそのことを意識していない。しかし一日の仕事を終えて家に帰って、入浴するときや蒲団に入るとき、ふっと疲れた足をやっと休められる……という思いにかられる時がある。これが地球の二倍の重力から身体を解放する「骨休め」である。

つまり気づいていないだけで、毎日わたしたちの身体は、ダメージを受けてつづけているのである。これが人間という哺乳動物の背負った宿命なのである。

「骨休め」の意味論

人間は、一生の間、他の動物よりも二倍の「重力の負担」を背負って生きてゆかなければならない。このため、他の動物よりも、二倍のダメージを日々受けながら身体は辛抱する運命にある。寿命が短くなったのはこのためである。

人間の「楽園追放」は、直立二足歩行と言葉の習得にあった。言葉を話すこと、直立二足歩行をすること、両手を自由に使って道具を発明したこと、都市や文化を築いたこと……つまり〝知恵の木の実〟を手に入れて、他の哺乳動物たちから独立して、地上の王者のごとき栄華を手に入れた人間だが、自然界の摂理からみれば、不幸な宿命を背負ったのである。

しかし人間は、重力から逃れることはできないが、重力から受けるダメージを減らしていくことはできる。棲息している過酷な環境から、身体(生命)を守るために、知恵を働かせることはできる。生き物はいつもこうして進化してきた。

ところで、朝と夜では、わたしたちの身長は違う。昼間、わたしたちは、仕事をしたり、歩いたり、時にスポーツをしたりしている。その間中、わたしたちの体重は骨にかかっている。そのため関節が圧迫され、そのすき間は狭くなる。そのため、寝る時には、朝よりも二センチほど、身長が縮んでしまう。

しかし、押しつぶされた関節は、一晩ぐっすり眠ることで、また元に戻る。生体は〝リモデリング〟するからである。これには昼間に受けた重力の負担を、じっくりと眠ることで解除してあげる作業が必要になる。

このように考えていくと、重力の及ぼすダメージを軽減して、白血球をつくる免疫システムを守るためには、どうしても、このような睡眠や休息が必要なのである。

日本では、昔からこのような休息を「骨休め」とよんでいる。ある地方に行くと、過労で病床に伏せることを「骨病み」というらしいが、〝骨〟こそは生命と健康の要なのである。その意味で、寝ることこそが、身体を休ませるのに最高なのである。また温泉（入浴）療法は、浮力で重力を相殺することで骨休めになり、かつ保温の効果があり、哺乳動物にとっては、非常に有効な休養法である。

ちなみに、哺乳動物の多くは、一日の多くの時を眠って過ごす。すると、どの動物よりも多く重力の作用を受けている人間の場合なら、もっともっと眠る必要がある。

「寝る子は育つ」の意義

もう一つ重要な理由がある。

生まれたての赤ちゃんの細胞の数は、約二〇兆個といわれる。これが成人して大人になると、約三倍の約六〇兆個になる。

さて、この六〇兆個の細胞群の多くが、わずか二カ月ほどで新しく生まれ変わる。細胞の寿命がきて、新しい細胞とすっかり生まれ変わるものもあれば、神経細胞のように、部分的に生まれ変わるものもある。

皮膚の細胞のように、数時間で生まれ変わるものもあれば、骨の細胞のように、生まれ変わるのに数カ月を要するものもある。しかしいずれにしても、細胞は生まれ変わるのである。しかも平均二カ月で生まれ変わる。約六〇日である。

これを単純計算すると、一日に約一兆個の細胞が入れ替わっていることになる。この入れ替え作業のことを「リモデリング」という。つまり〝再び造ること〟なのである。

つまり人間は、一日に一兆個の細胞を〝リモデリングする〟ことによって生きているのである。極端な話、六〇キロの体重の人で、そのうちの一キロが作り換わることになる。そしてこの〝リモデリング〟には、睡眠、しかもじゅうぶんな睡眠が必要なのである。そしてこの一兆個の細胞を作り換えるのが白血球の役割なのである。

もちろん、一兆個に及ぶ細胞の〝再構築と入れ替え作業〟であるから、栄養も呼吸も重要である。しかし睡眠と呼吸がじゅうぶんになされないと、これらの栄養もよく活かされない。

昔から「寝る子はよく育つ」といわれるが、これは医学的にみても真実の言葉である。まして〝進化と発生の途上〟にある子供の細胞は、時々刻々分裂と増殖をつづけているのである。だから、よく寝ることである。

寝不足列島

まとめると、人間にとって睡眠は、前述の「骨休め」であり、ダメージを受けた骨や関節、筋肉を休めて修復し、細胞のリモデリングを可能にするものである。

人間はほんらい、哺乳動物以上に睡眠をとらなくてはならない。ところが現実には、人間は、これとは逆の生活をしている。

江戸時代まで、日本人は行灯《あんどん》で暮らしていた。それが提灯《ちょうちん》でも、ともかく電気の普及する前までは、ヒトには「夜があった」のだ。夜は、眠るべき時間である。たしかに「夜なべ」というのがある。しかし特別の作業である。単なる残業ではない。ほとんどの人は、夜、眠っていたのである。つまり近代まで、日本人は、夜の九時・十時には床に入っていたのである。

夜がきて暗闇になると、人間は基本的には寝るしかないのである。人間の身体はそのようにできている。脳の生体リズムが、夜の訪れを知らせるのである。夜になって光の量が少なくなって、闇になってくれれば、眠くなるための脳内物質がでてくる。つまり全身が眠るという体制にセットされる。

このように、夜は眠るべき時間である。ところが現代社会では、都市でも地方でも、多勢の人が夜遅くまで起きている。たとえば、夜の街を歩けば、多くの人が出歩いているし、各家庭の窓からは、夜遅くまで灯火《ともしび》がもれている。

大人が夜更《よふ》かしをするものだから、子供まで夜更かしをする。老人でもない限り、十一時よりも早く床につく家庭は少ない。

テレビでは、夜帰宅したサラリーマンやOLのために、十一時から各局こぞってニュース番組を放送している。さらに、中高生から若いサラリーマンは、夜中までファミコンに夢中である。

さらに経済大国・日本では、ワーコホリックが評価される空気がある。

「夜、十一時、十二時まで仕事をしている」

「睡眠時間は、三〜四時間程度。睡眠の質がよければ、それだけでじゅうぶんだ」

という説までてくる。ここは睡眠の質、つまり熟睡するか浅い眠りかという問題ではなく、地上の、直立歩行の状態における重力を解除する意味での「骨休め」を問題にしている。直立歩行の状態ではわたしたちの身体は倍近い重力を負っている計算になり、リモデリングをしなくなる。そしてリモデリングに必要な時間は、大人では八時間で、子供なら十〜十二時間である。いずれにしてもこんなに出鱈目《でたらめ》になったのは、哺乳動物八〇〇〇万年の歴史のうち、今の日本の二五年間だけである。

困ったことに、仕事に熱心な人に限って、自分の睡眠不足を披瀝する傾向がある。しかし、気力と体力で、慢性寝不足をカバーしているつもりでも、自然界の法則にはウソはつけない。身体は蝕《むしば》まれつつあるからだ。

テレビのCMではないが、滋養強壮ドリンクを飲んでがんばりつづけても、超能力はないのだから、それはおろかしい幻想である。今こそ「骨休め」としての〝睡眠〟が必要なのである。

寝るのが格好悪い？

「人間だから、寝なくてもいい」

というのは大いなる誤解である。人間だからこそ、寝なくてはならない。

毎日、三〜四時間しか寝ないでいると、その人の頭の中はカラッポになるが、その人の〝関節頭〟には、一日二〇時間近くもみずからの体重がかかることになる。当然、関節頭がつくる白血球には悪影響がでてくる。白血球ばかりか、赤血球・血小板の製造にも影響がでてくる。

骨と軟骨は、エネルギー物質でできていること、立ったり坐ったりしているだけで、骨髄の造血が止まってしまうこと……を、日本や世界の医学者が知らないでいることが大きな問題である。

こうして免疫システムが疲弊《ひへい》してくると、さまざまな免疫病が起きてくる。免疫病というと、前述のように、いろいろあるが、わたしが診療するものの多くは、白血病の類から、各種アレルギー、リンパ腫、膠原病《こうげんびょう》、リウマチなどである。アトピーにかかったのに、激しいスポーツをして失明した人までやってきた。これらの病気は、呼吸とエネルギー代謝の破綻で起きているのである。

しかもわたしの診察室を訪れる患者さんは、ほぼ例外なく口呼吸で睡眠不足の生活を送っておられる。どの患者さんも、元々アクティブな行動派タイプで、ジッとしていられず、たえず動いていないと気がすまないのだ。

しかもこういう人は、早めに家に帰って、早く寝る、じっくり睡眠をとる、床に寝ころんでいる……というのは、一種の格好悪いこと、あるいは罪悪のように思い込んでおられるふしがある。

しかしこういう認識は改めた方がよい。直立を習性とする人間は、眠るべき生き物であるからだ。何も冬眠するわけではない。一日大人で八時間、子供で十〜十二時間の睡眠をしっかりとるだけでいい。この睡眠で、頭脳も筋肉も骨も細胞も、みんな再活性化されるのである。

細胞の複製ミスが、ガンを生み出す

〝ガンバリズム〟を大きく掲げ、睡眠不足にめげずに、日夜がんばっている人は、病気になる候補生だということができる。

なぜなら、これら睡眠不足と過労がつもりつもると、白血球がよくつくられなくなり、この結果、白血球の〝消化力〟が著しく低下してくるため、病気の因子を抑えられなくなってくる危険性があるからである。最悪の場合は、ガンになることさえある。

これと関係することだが、働くお母さんが近年とみにふえたが、受胎後一カ月目に、五時間睡眠をつづけるだけで、胎児に最近多い〝移植の必要な〟内臓の奇形（心肺の血管の異常）が生ずることがあるのである。

さて前述のように、わたしたちの細胞は、血液細胞や腸粘膜の細胞などを中心に、毎日、約一兆個ずつ生まれ変わっている。つまり新陳代謝をしているのである。もし、血液細胞ができ損なうと、必然的に酸素不足になり、このことで妊娠一カ月目の胎児が奇形になるのである。

このリモデリングでは、古い細胞が捨てられ、新しい細胞がつくられるのだが、この時、細胞の中にある遺伝子がコピー（複製）される。遺伝子というのは、今流行《はや》りの言葉なので、みなさんご存じのことと思うが、いわば生命の設計図である。

そして新しい細胞は、この複製された遺伝子情報をもとにつくられるのである。身体の新陳代謝のシステムはだいたいこの通りだ。

ところが、この遺伝子のコピー（複製）作業には、ミスが存在するのである。少なく見積もっても一〇〇万回に一回の割合でコピー（複製）ミスが起こるといわれている。一〇〇万回に一回というと、確率的に低いような印象を受けるが、これがそうではない。

前述のように、一日に約一兆個もの細胞がつくり替えられる。一兆を一〇〇万で割ると、一〇〇万である。ということは、一日に一〇〇万個の細胞にコピー・ミスが生じる計算になる。じつに大量の細胞である。

このコピー・ミスが原因で、正常だった細胞が突然変異してしまうことがある。これがガン細胞である。ただ一〇〇万個のコピー・ミス細胞のうち、悪性のガン細胞にまで変異していくのは、わずか一、二個であろうといわれている。

しかもこうして出現したガン細胞だが、幸い白血球群がめざとくこれを見つけ、怒濤《どとう》の集団攻撃で、一昼夜かけて消化してしまうのである。すさまじい攻撃力をもつ白血球だが、これがわたしたちが誇る免疫システムである。

ところが、前述のような、慢性の睡眠不足による〝骨休め不足〟の状態では、白血球や赤血球がじゅうぶんに消化力をもたなくなり、このシステムがよく機能しなくなるから一大事である。さらに白血球が、口呼吸で体内に入ってきた黴菌群を消化するのに手一杯の状態では、ガン細胞がよく消化されずに残ってしまうようになる。

さらに悪いことに、骨休め不足によってリモデリングがじゅうぶんに行なわれなければ、コピー・ミスが頻発して、異常な細胞が生まれる可能性が高まるのである。

四足歩行の動物は血圧が約九〇であるが、二足歩行の動物は約一三〇である。人間は横になって重力解除をして、血圧を約九〇に戻すことで、はじめてリモデリングができるのだ。

生命の掟を守る

人間も他の哺乳動物と同じように、呼吸をし、食事をし、睡眠をとることで生きている。この三つがうまく行かないと、生命が不調になって病気になってしまう。

ともかく、この三つを正しくきちんと行なうことが、生きる基本であるが、他の動物に較べると、人間はこの三つを比較的ラクに行なうことができる。

他の動物は、呼吸こそ自然に行なうものの、警戒しながら睡眠をとり、起きている間一日中、山野を駆けめぐり、全精力を使って食べ物を獲得せねばならない。そして子孫をのこすために、競争して相手を探さねばならない。動物の世界はまさにサバイバルである。

ところが人間の場合は、知恵があるために、四〇〇万年の蓄積で、食べ物を比較的ラクに、短時間で手に入れることができる。獲物《えもの》を追いかけなくてよい。睡眠も安心してとることができる。前述のように、呼吸だけは間違ってしまう傾向があるものの、医療や防災の設備が整っているので、生命の危険管理も、他の動物よりははるかに安全なのである。

さて、人間が文化や文明を築くことができたのは、他の動物のように、一日中食べ物を探し回り、また繁殖するために費やす時間と労力の多くを、他のことのために費やすことができたからであると考えられる。

人間は工夫して「余った時間」と「余ったエネルギー」を手に入れ、これをもとに、知恵をつかってあれこれ生活の工夫をし、住居をつくり、道具をつくり、文字を発明し、記録し、それを読んで学び、また工夫し、四〇〇万年をかけて文明を築いてきたのである。

このように、ただでさえ生命として恵まれているのが人間であるのに、そのことを忘れ、「睡眠時間を削《けず》って勉強する」というのは、やはり「生命の掟」を無視したあさましい行為である。生命をあまりにも軽んじた行動なのである。生命よりもお金や地位や学歴や優越感を重んずるからである。

子育ても同様である。前述のように、胎児は〝五億年の生命進化〟の歴史を再現しながら成長する。人間というのは、その「生命記憶」をもって、だれでも平等にこの地上に誕生してくるので、みんなすばらしい可能性がある。母体の十月十日《とつきとおか》は、胎児にとってちょうど五億年の地球環境に相当するのである。

だからこそ、子育ては、親にとって一世一代の大事業なのである。

子供には、とくに「生命の掟」に則って育児をすべきである。子供の身体を損なうような育児や教育は、絶対に避けねばならない。

勉強も仕事も遊びも、前述の「余ったエネルギー」でしなければならない。ならばこそ、この「余ったエネルギー」をもつために、睡眠・食事・呼吸の「生命の三掟」をきちんと守ることが望ましいのである。

幼児のスポーツは危険

戦後の日本は、高校野球で盛り上がった。敗戦後の荒廃した日本人の心に、光を灯《とも》そうとスポーツが盛んに導入されたのである。昭和三十九年には、東京でオリンピックが開かれ、日本人選手のメダル獲得に、日本中が狂喜乱舞したものだ。

あるいは劇画『巨人の星』が一世を風靡《ふうび》したように、プロ野球ブームに相まって、少年野球のブームが勃興《ぼっこう》した。「健全なる精神は、健全なる肉体に宿る」という合い言葉が示すように、教育界における〝スポーツの振興と奨励〟は加熱の一途をたどってきた。それこそ一種の信仰のように、教育現場で指導されてきた。

それは野球、柔道、剣道にはじまり、サッカー、テニス、バレーボールなど、花形スポーツとして、学校教育でも盛んに実践された。なんと最近は、ゴルフの練習をする小学生まで出現しているのである。

しかしスポーツの練習をしている子供たちは、みな大口を開けて「ハアハア」と口呼吸をしているのである。呼吸と姿勢にうるさいはずの武道＝柔道でさえ、練習の現場ではそのような光景を見かける。日本ではスポーツ医学がまるで定着していないのである。

つまり、身体を鍛えるつもりで始めたスポーツだったのに、逆に口呼吸の習慣を身につけてしまうという悲劇が、現実に起こりつつあるのである。

悲劇は口呼吸ばかりではない。まだ身体の構造がじゅうぶんに発達していない子供が、やたらと激しい運動を毎日毎日繰り返していると、前述のように、関節や筋肉を痛めてしまう。関節を痛めることは、前述のように、免疫機能の低下をもたらし、やがて免疫病を招いてしまう危険がある。

スポーツ選手と鼻呼吸

以前ある大学のラグビー選手を診察したことがあるが、激しい練習中に口呼吸をしていたため、彼の扁桃腺とリンパ腺は腫《は》れ、シェーグレン病という奇病にまでかかってしまっていた。シェーグレン病というのは、唾液腺《だえきせん》や涙腺《るいせん》が涸れてしまう奇病だ。これもただの口呼吸で発症する病気である。

もちろん、この患者の体格は、レスラーのようにがっしりしている。病気であるようには見えない。他の人よりも、骨格や筋肉を鍛えているので、関節もじょうぶで、免疫系も強いのかもしれない。

しかしこのようなレスラーの体格をもつ人でさえ、口呼吸をつづけたらアウトである。幸い彼は、リンパ腫にまではなっていなかった。そこで鼻呼吸の方法を教え、じゅうぶんな〝骨休め〟を勧めた。しばらくして彼は、無事回復していった。

アメリカの大リーグやプロ・バスケットボールなどの中継を見ていると、選手が〝鼻〟に〝絆創膏《ばんそうこう》〟のようなものを貼っているのに気がつく。これはスポーツをしている最中にも、鼻からじゅうぶん呼吸ができるように、鼻の容積を拡大することを目的として考案された特製絆創膏である。

絆創膏と鼻の間にプラスチックの板をはさみ込み、強制的に小鼻（鼻翼《びよく》）が引き上げられるような仕組みになっている。これなら、鼻の〝通り〟が通常よりもっとよくなり、過激な運動をしている最中でも、鼻呼吸でじゅうぶん空気が取り込めるのである。

アメリカのプロ・スポーツ選手は、〝鼻呼吸〟の重要性をよく認識している。最近、日本でもこの絆創膏が市販されるようになった。しかしまだまだ日本では、鼻呼吸の重要性は認識されていない。

ただ、スポーツの世界も、ようやく〝スポ根主義〟を脱却してきつつある。努力・忍耐・我慢・根性に代表される精神論にウエイトをおいたスポーツ礼賛主義から、科学的・生理学的な視点からのスポーツ啓発主義に変わりつつある。

試合で自分が楽しむために、もっとも合理的な方法をとり入れてスポーツの練習をする……ということらしい。

いずれにしても、激しいスポーツはだいたいは身体に悪い。交感神経が、過緊張になるからである。わたし自身は、スキーが大好きである。筋肉や神経を使うスポーツは、イコール頭を使う作業なのであるが、もともと人間の生理は、交感神経がただでも緊張し過ぎているのだ。だから副交感神経で行う太極拳のような運動以外は、「スポーツは身体に悪い」と心得なければならない。すべからく、自分の身体とよく相談して無理しないで行なうことだ。

交感神経は、脊椎動物の「進化の第二革命」である〝上陸〟のときの〝血管の発生〟とともに生ずる。これも重力への対応で、骨髄造血の発生にともなって起きる現象で、脳の運動神経の錘体路《すいたいろ》とともにできるのである。わたしが発見したこの重力の作用と進化の関係であるが、これについてはここでは詳しく述べないので、拙著『生物は重力が進化させた』(講談社)をご覧いただきたい。

ともかく、この交感神経の発生で、哺乳動物に精神・神経活動が発生する。「健全なる精神は、健全なる肉体に宿る」という言葉の生理学的な意味は、「精神」が〝体壁系〟の筋肉・骨格系に宿っていて、「こころ」が腸管内臓系に宿っているということである。

たとえば、夢というのは、筋肉システムの精神作用の表れであり、つまり筋肉システムと共役した脳のコンピュータの誤作動によって起こるものであるとわたしは考える。

組織免疫の発生と、骨髄造血の発生と、精神の発生とが、なんと重力への対応で起こっていたのである。このことを発見してから、育児学や成人病学では素人のわたしが、このような本を書いて医学界に警鐘を鳴らそうと決意したのである。

第5章

免疫系ができる

◎「なめまわす」赤ちゃん

赤ちゃんは、生後六カ月あたりになると、首が座ってくる。同時に、両の手も比較的、自由に動かせるようになる。この段階の赤ちゃんは、目に入ったものを、何でも手でつかみ、口に運ぼうとする。

そうして口にくわえたものを、しゃぶり、なめ回す。しかも長い時間、なめている。リモコン器や電話線、スリッパ、毛布の角……何でもお構いなしだ。なめながら、じっとその感触を、身体に植え込んでいるのだ。

あまり長くなめるものだから、襟元《えりもと》にはよだれが垂《た》れる。しかしこのような光景を見ると、お母さんは不安になるだろう。家の中、とくに赤ちゃんの手の届く床の上に転がっているものには、黴菌や病原菌がいっぱいくっついているに違いない、と。

結局、そのような黴菌の感染を心配して、日本ではお母さんがたは、赤ちゃんが口に運

んでいくもの（なめているもの）を、

「ばっちいからダメよ」

といって取り上げてしまうのである。

まかり間違って、赤ちゃんが病原菌をなめてしまい、わけの分からない病気にでもなってしまったら大変……という思いが強いからである。

しかし、こうして赤ちゃんの周りから「病気の元」をすべて取り除いていったら、どうなるのだろうか？　黴菌がいない〝完璧に清潔な環境〟を用意したら、赤ちゃんは何の心配もなく、健康に育つのだろうか？

「無菌状態」という罪

「挫折」という言葉がある。

人間、一度や二度、挫折を経験した方がいい。挫折を経験して、そこから這《は》い上がってきた人間は、なかなかへこたれない。要するに〝強い〟のだ。

人間の身体でいえば、「抵抗力がある」ということである。若いうちに失敗や挫折を経験した人の方が、大人になってから逆境に強いのと同じように、小さいうちに、雑菌をなめて育った子供は、病原菌に対して抵抗力がついているので、大きくなってから、かえって健康である場合が多いのである。

約半世紀前、アメリカで〝黴菌撃退運動〟が起こった。この運動の標的になったのは、病原菌の運び屋・ゴキブリだった。したがってこの運動は、ゴキブリ駆逐《くちく》運動となった。

ゴキブリは、よくご存じのように、キッチンをはじめ、家の中のいろいろな場所によく出現する。ときに物置の中でガサゴソと音を立てて駆けずり回っている。またときには、機嫌がいいのか、部屋の壁さえよじ登っている。

このゴキブリだが、さまざまなウイルスやバクテリア、カビなどを日々せっせと運んでいる。見た目の悪さもあって、大多数の人に嫌われている。

話を戻すと、前述のアメリカのゴキブリ駆逐運動は、ついに効を奏してゴキブリの激減という結果をもたらした。ほとんどの民衆が、

「これで、清潔で安全な環境が誕生した。もう健康に暮らせるぞ」

と思ったのだ。ところが、現実には逆の出来事が起こったのである。

数年後のある夏、高熱に冒される子供が、アメリカ各地で続出したのである。そして回復した多くの子供の手足に、重度の麻痺《まひ》が残ったのである。じつはこれは、ポリオ・ウイルスの感染による小児麻痺だった。

プールなどでポリオ・ウイルスが蔓延《まんえん》し、泳ぎに来た子供たちに感染したのである。ゴキブリはすっかり撃退され、清潔な環境になったはずなのに……と、誰もが打ちのめされた。

免疫ができるまで

病原菌の運び屋である、あの憎きゴキブリが駆逐されたはずなのに、なぜだろうか？たしかにゴキブリは、今でもポリオ・ウイルスをまき散らしながら、駆けずり回っている。

当然、ゴキブリが駆けずり回っている家では、赤ちゃんがなめ回すものにも、かなりの可能性で、ポリオ・ウイルスが付着している。赤ちゃんがポリオ・ウイルスに感染する可能性も高いのである。

ところが、実際にポリオ・ウイルスが多少入ったぐらいでは、そう簡単に発病しないのである。というのも、赤ちゃんの〝なめ回し〟によって口の中に入ってくるウイルスの数など、大した数ではないからである。

そのほとんどは、口からはいって、前述の「生体防衛ライン」である免疫系・ワルダイエル扁桃リンパ輪によって取り込まれ、記憶され、同化されてしまうのである。

前述のように、人体のいろいろな部位にある免疫系は、黴菌・ウイルス・異物などの「侵入者」に対して、二十四時間、臨戦態勢にあって、それらを消化したり、同化したりしながら、わたしたちの身体を守っている。

しかしこの「生体防衛ライン」には、もう一つ重要な任務がある。それは〝侵入者〟に関する情報を、他の免疫系全体に一刻も早く伝えることである。しかもその侵入者の情報は、免疫系に記憶されることになる。

つまり一度、襲来してきた〝侵入者〟に関する学習ができ、かつそれに対抗できる〝備え〟を準備することができるのである。したがって、もし再び同じ侵入者がやってきても、それに対抗することができるのである。

これがいわゆる「免疫ができる」の語義である。

たとえば、わたしたち医者は、一年中患者さんと接していて、よく感染しないなあ……といわれるが、日々少しずつ、ごく少量のウイルスや細菌に接していると、抗体ができて、耐性が生まれるのである。医者の身体には、それ相応の免疫ができているので、感染しても発症しないのである。

清潔オンチと冷たい物中毒の国

前述のアメリカの話にまた戻れば、要するに、子供たちが、ポリオ・ウイルスに対する免疫をもっていなかったことになる。

いくらゴキブリを駆除して、アメリカ全土が無菌状態のクリーンな環境になったとしても、周囲の国には、まだポリオ・ウイルスは存在するのである。そしてつねに外国人が行き来する。完全密封状態にはできないのだ。

ということは、ある地域だけ無菌状態にすることは、かえって危険だということにな
る。ちなみに、現在では、ポリオ・ウイルスのワクチンが開発されている。ポリオ・ウイルスの毒を薄めたり、無力化したものをワクチンとして接種《せっしゅ》することで、人工的に免疫をつけ、ほぼ完全に予防できるようになったのである。

ということは、半世紀前は、ゴキブリが天然のワクチンの働きをしていたことになるのだ。

さて、日本はどうだろうか？　日本人はもともと〝清潔好き〟である。「潔癖」という言葉も大好きだ。不潔恐怖症の人があふれ、除菌グッズや抗菌グッズ（抗菌スプレーや除菌ティッシュなど）があふれている。

一方、日本人は、水道の水をゴクゴク飲むし、刺身などのナマの食べ物が大好きだ。外国人から見たら、ビックリするところもある。しかしそれだけ〝清潔〟に自信があるのだろう。

しかし最近は、日本人の潔癖症がややエスカレートしているようだ。O-157などの病原性の細菌が流行している昨今だから無理はない。しかしこの細菌による発症は、わが国の大人と子供の生活がでたらめであるために起こっている。冷たい物中毒と口呼吸と寝不足で、昔はだいじょうぶであった細菌にさえ、簡単に負けてしまい病気になってしまう。

この〝潔癖症候群〟をそのまま幼児に当てはめてはならない。やはり幼児にとっては、

〝適度に〟不潔な環境に慣れさせることが大事なのである。幼いうちから、身のまわりにいる黴菌群や雑菌群に対する免疫を身につけさせることが、結果的にその子のためになるのである。

度々繰り返すが、冷たい水やミルクは、決して赤ちゃんに与えてはならない。腸を冷やすことは、哺乳動物においては、あってはならないことも忘れている。腸がしもやけになる。たとえば四℃のジュースなど、ヨーロッパ人は飲めない。まして子供にこれをやることなど、ヨーロッパの常識にはないのだ。

「なめ回し」とハイハイの世界——赤ちゃんのすべて

前述のように、生後六カ月を過ぎた頃から、赤ちゃんはハイハイをしながら身近にあるものを、手あたり次第に〝なめ回す〟のである。そして身近に存在する黴菌や雑菌、病原菌に対する抵抗力を身につける。

ところが、このハイハイと〝なめ回し〟には、もう一つ重要な役割がある。それは、この世に生まれ落ちた赤ちゃんが、哺乳類型の爬虫類として身のまわりの世界を知覚し始めるとともに手と足と頸洞をきたえる第一歩になることである。

生後しばらくの赤ちゃんにとって、その舌と口の感覚は、きわめて重要な役割を果たす。なぜなら、前述のように赤ちゃんは、みずからでは何もできない存在だからである。

与えられたお乳を飲み、息をすることしか、赤ちゃんにできることはない。あとは不快なときに〝泣く〟ぐらいである。この、お乳を啜《すす》って飲むときの〝唇と舌の感覚〟こそが、赤ちゃんにとって〝知覚の第一歩〟となるのである。

もちろんその後は、視覚も聴覚も発達することになるし、やがて手や指も意のままに動かせるようになり、その触覚も発達していくが、最初の段階では、ハイハイと切っても切れない関係にある舌でのなめ回しで、赤ちゃんは世界を知ろうとするのである。

舌というのは、指先が感覚器として発達する前に、ものの「形」や硬軟を味わいながら知覚する、きわめて敏感なセンサーである。これらの触感は、目(視覚)で知覚しただけでは把握できないものである。もちろん匂いや音とも違う。

おどろくべき〝口の感覚〟

考えてみると、原始の生き物である〝魚〟には手も足もない。目があるから、見えているには違いないが、目の前の物体を知覚するには、嗅覚により、ついで唇でつっついて、くわえてみるのだ。

〝鳥〟にしろ、爬虫類にしろ、哺乳類にしろ、同じく唇(嘴《くちばし》)でつっついて、くわえて、噛んで、なめ回してみる。拙著『顔の科学』にも書いたが、生き物が生き物であるのは〝食べる〟からである。だから生き物の身体においては、「口」こそが、生命体の滋養を摂取するべき〝命《いのち》の要《かなめ》〟の器官である。そしてまた「口」は、生命を防衛するために、目の前に出現するものを知覚し、判断するべき原初的センサーなのである。

したがって「口の感覚」が、原始の感覚であり、原始魚類に始まる脊椎動物は、口の感覚を発達させ、その周りに神経をはりめぐらせ、嗅覚・視覚・聴覚などを身につけながら、つまり〝顔〟を構築しながら進化していったのである。

このように見ていくと、〝口〟や〝舌〟や〝鼻〟の感覚は、わたしたち人間の知性や感性にとっても、もっとも基本的な感覚だと考えることができるのである。

人間の豊かな感性も、この舌の経験からはじまる……と語ったのは、東京芸術大学の教授であり、優れた形態学者だった故・三木成夫先生である。先生はあるとき、「デッサンのうまい・へたは、赤ん坊のときのなめ方できまる」というようなことを言っておられた。

つまり〝ものを見る〟という感覚が、じつは舌の〝なめ回し〟の感覚と、原初的な部分でつながっているのだ。「なめるように〝見る〟」という表現は、まさに言い得て妙である。

ついでに言うと「眼」は、咀嚼器官の一部を形作っている器官である。その証拠に「眼」は、咀嚼器の神経である「三叉神経」の第一と第二の間にあり、第一枝から眼に「鼻《び》毛様体神経《もうようたい》」が入って、虹彩を調節している。眼と口にまつわる病気であるベージェット病やシェーグレン病は、ただの口呼吸でウイルスが口と眼に感染しただけの病気だというのは、このような裏付けによる。

口から脳が生まれた

前述のように、原始の脊椎動物では、口の周りに神経（センサー）がはりめぐらされ、やがてそれが進化して、嗅覚（鼻）や視覚（目）や聴覚（耳）ができた。そしてこれらの神経群がさらに複雑化して進化したのが、動物の「脳」なのである。

したがって、前述の「顔の誕生」は、つまるところ「脳の誕生」をもたらしたのである。わたしたちの〝口〟と〝脳〟の関係は、とても深いのである。

人類の祖先は、雑食になって硬いものを咀嚼することで、猿から人間へと進化したと主張する学者がいる。その真偽のほどはわからないが、ものを噛む＝咀嚼をすると、たしかに脳の血流循環がよくなる。

血液の流れがよくなると、血液によって脳に運ばれる酸素の量がふえることになるのだ。そうすると、脳がよく働くようになる。したがって、よく噛む人は、ボケを予防し、脳の老化をふせぐことができ、さらには脳の働きをよくすることもできると考えられる。

わたしがガム療法を勧めるのは、片側噛みや身体の偏りを直すためばかりではない。咀嚼をすることで、脳の働きを活性化させるためである。

アトピーは難病か？

現代病といえば、アトピー性皮膚炎もその代表格の一つになると思う。とくに子供のアトピーは、親にとって心配の種《たね》である。

現代の子供の三人に一人がアトピーだといわれる。アトピー列島とよんでもいいくらいだ。症状はご存じの通り、食べ物や家庭の埃《ほこり》、ダニや金属などでアレルギーが起き、皮膚に赤い湿疹ができ、激しいかゆみに襲われるのである。部位も、指先から顔、首、背中……なかには全身という人もいる。

しかし一方、「アトピーは治らない」といわれる。つまり難病である。現在、有効な治療法としてステロイド・ホルモンを使った治療法が主流である。しかしこのステロイドは、使い方を誤ると危険である。反動がきて病状が悪化することさえあるからだ。

では、なぜアトピーは難病なのか？　病気の原因が分からないからである。病気の正体（本態）が分からなければ、治しようがないのは当然である。

さて、もしアトピーがアレルギー反応で起きるものだとすると、アレルギー症状とは何かを考えるとよい。それは、人体を守るはずの免疫機構が疲弊しているために引き起こされる症状だと考えられる。アトピーの場合は、皮膚に起こる症状だと考えられる。

ということは、アレルギー（アトピー）は免疫病の一種だということができる。前述のように、人間の身体を守るはずの免疫システムがうまく働かないために起こる病気なのである。

ところで、アトピー性皮膚炎に似た症状にジンマシンがある。ジンマシンの発症のメカニズムを考えただけで、アトピー性皮膚炎の原因と治療法の糸口がつかめそうだという見当がつく。

免疫とは何か

もともと〝免疫機構〟というのは、身体の中に侵入してくる全てのもの——食べ物、黴菌、ウイルス、雑菌、薬物、毒物——などを、白血球やリンパ球が吸収し、消化し、同化して不用になった老廃物を排出するシステムのことである。

後で述べるが、外部からくるものには、ガス、温熱刺激、光刺激、圧力、重力、精神的な緊張などもある。あらゆる物理的な刺激に、わたしたちの身体は対応するのである。

免疫力というのは、簡潔に述べてしまえば、白血球レベルでの「消化力」のことである。白血球やリンパ球の働きが疲弊していれば、消化の働きが落ちる。するとアレルギー症状や免疫病が出現する。

それまで平気だった食べ物で、ある日突然ジンマシンになったり、ある朝目覚めたら、花粉症になっていたりする……というようなケースがあるが、これらは多くの場合、身体が疲弊しているために、免疫系まで弱っているためである。

すると、口から入った食べ物や、鼻から入った花粉を、免疫系が消化できずに、アレルギー症状が起こっているのである。ジンマシンで解るように、胃や腸から吸収された具合の悪い黴菌やアミン、腐った食べ物などは、わずか五分ぐらいで皮膚の皮下組織に捨てられて、ここで消化されるが、ここでも不消化になったヒスタミンなどがでるのがジンマシンの症状である。

こうなると、アトピーをはじめ、アレルギーを治そうと思うなら、疲れた免疫系を休めて、再び活性化させることをしない限り、この種の病気は治りにくいということになる。疲労とは、エネルギー代謝の回転が骨休め不足でうまく行かなくなった状態をいう。

そこで、エネルギー代謝の中心である呼吸法や身体の使い方の誤りを正すことが、病気治癒の最善の方策となるのである。

〝早すぎる離乳食〟が病気を生む

「アトピーになるのは、人間と飼い犬だけ」

といわれる。飼い犬がアトピーになる原因は、生まれて間もない時期に、親犬から引き離されることにある。

犬の離乳時期は、生後二週間目ぐらいである。犬も人間と同じ雑食性の哺乳類なので、生まれてしばらくは、母親犬の母乳だけで育つ。そして生後二週間を過ぎたあたりから離乳を始め、やがて成犬と同じものを食べるようになる。

ところが飼い犬は、人間の勝手で、離乳時期を迎えるより早く、仔犬が母犬から引き離されてしまい、母親が噛んでのみ込み、胃で消化したものの代わりに、ドッグフード(犬の離乳食)を与えられる。これが飼い犬のアトピーの原因となる。

人間のアレルギー(アトピー)も同じである。離乳の時期が早すぎたのである。自然界が定めた離乳時期よりも、早めに離乳食を与えてしまったばかりに、子供はアトピー体質にされてしまったのである。

卵アレルギーのアトピー患者を調べると、かなり早い時期から卵を使った離乳食を与えられていた……という事例が、最近多く見つかっているため、初期の離乳食に問題があることが認識されてきつつある。

しかし多くの人は、離乳食に問題があることには感づいても、離乳開始の時期に問題があることまでには、あまり感づいていないようだ。しかし赤ちゃんという生命体の〝生命進化〟を考えると、離乳の〝時期〟の問題は重大である。

ところが、日本人の健康に責任をもつはずの厚生省が、いまだに離乳食とアレルギーの相関関係を認めていないような有り様である。反対に、前述の「早すぎる離乳開始」を全国の母親に指導しているのである。

母子手帳には、厚生省がつくった離乳ガイドが載っている。保健所の保健婦さんたちも、このガイドラインに沿って離乳食の指導をしている。もちろん育児書や育児雑誌の離乳食の記事も、このガイドラインに沿っている。

乳児ボツリヌス症

ここである有名な事件を紹介する。これもアメリカで起こったことだが、もう二十数年も前の話である。

「赤ちゃんの突然死」が、アメリカ各地で頻発した事件である。調査団が全力でリサーチした結果、意外な事実が判ってきたのである。つまり、死亡した赤ちゃんは、みな離乳食としてハチミツを与えられていた……というのである。

ハチミツは、今や人気の高い自然食であり、また当時は離乳食として与えられていたのだが、それはもっとも安全な食べ物だと思われていたからである。その成分は、おもに糖分である。だから赤ちゃんが食べても、死ぬようなことはないはずである。

ところが調査団は、このハチミツの中に、ボツリヌス菌の芽胞《がほう》(タネ)がときどき含まれていることをつきとめたのである。ボツリヌス菌というのは、腸詰菌《ちょうづめきん》などとよばれる嫌気《けんき》性《せい》の菌で、食中毒の原因になることで有名だ。

さてこのボツリヌス菌が、なんとハチミツの中に含まれていたから大変である。ミツバチは蜜を集める昆虫である。それで〝蜜を食べる虫〟というイメージがあるが、じつはミツバチの幼虫は、昆虫や小動物の肉を餌とする。それで親バチは、花から花へと飛び回って蜜を集める一方で、それらの肉を巣に運び、幼虫に与える。

このとき、腐った肉の中にいたボツリヌス菌が、ミツバチを仲介として、蜜（ハチミツ）の中に混入されたのである。これが赤ちゃんの身体に入った結果、突然死を引き起こしたという事実関係が判明したのである。

この事件がきっかけとなって、今では日本で販売されているハチミツにも、「一歳を過ぎるまでは、生のハチミツを幼児に与えないで下さい」という表示がなされている。

なぜこのようなエピソードを紹介したかというと、前述の話の復習をするためである。つまり、同じようにハチミツを食べても、大人や幼児には、このようなハチミツ・ショックはないのである。

ハチミツの中のボツリヌス菌の芽胞が有害になるのは、一歳までの赤ちゃんである。つまり赤ちゃんの〝未完成な腸〟は、ボツリヌス菌をフリー・パスで吸収してしまうのである。しかし大人の腸壁には、ボツリヌス菌の芽胞は大きすぎて吸収されない（ストップされる）のである。

厚生省のガイドラインの大罪

現在の厚生省の離乳ガイドラインは、昭和五十五年に定められたものだ。これによると、赤ちゃんの離乳食の開始時期は、生後五、六カ月目からとし、赤ちゃんによっては、四カ月目からでもよいとしている。

日本の育児のバイブルは、前述のように、昭和四十年頃に翻訳出版された『スポック博士の育児書』である。ところが、ご本家のアメリカでは、右記のような乳児ボツリヌス症事件が起きて、その原因が解明されてから、医者はスポック博士の誤りに気づき、ほどなくこの育児書は医師によって完全に否定された。しかしまだ一般にはこの本は売られており、医者にかからなければ、アメリカでも誤った育児をする人もいる。

つまりアメリカでは、二歳までは、赤ちゃんの腸が未完成であるから、離乳食のタンパク質は赤ちゃんにとってはポイズンだとして、絶対に与えないように、そして二歳までは、可能なかぎり母乳のみにしなさいと指導している。

このような指導は、日本の戦前の育児に近い。ところが現在の日本の医者と厚生省は、ボツリヌス症の本当の意味を知らないのである。あきれるばかりの日本の現状である。

平成七年に、このガイドラインは一部改訂されたが、離乳食開始の時期については、ほとんど変更されていない。

それまで「生後一年ごろ」と定められていた離乳食の〝終了時期〟については、現実にそぐわないとして、平成七年の改訂のときに、生後一二〜一五カ月、遅くとも一八カ月と改善された。

とはいえ、開始時期に関しては、前と同じく「五カ月」でよいとされている。昭和五十五年に、離乳食の開始時期が早められてから数年後に、アトピーの子供がふえだしたのに、厚生省はなんらの対策も打ち出していない。そればかりか、相変わらずの誤った指導をつづけているのである。

繰り返すが、昔の母親は、二、三歳を過ぎても、平気で母乳を与えていた。乳離れを急ごうとしなかった。ゆっくりと離乳を進めるのが、本当の子育てであることを、昔の人はよく知っていたのである。

離乳の初期の心得としては、アトピーの原因となるような食べ物は与えないことが第一だ。最近はグルメ時代で、離乳食にもいろいろと凝ったメニューがあるようだ。いわゆるベビー・フードである。しかし大切なことは、グルメ感覚ではない。赤ちゃんの健康を守ることである。

赤ちゃんの〝腸〟は未完成である――お母さんの免疫物質をもらう

哺乳類というのは、その名の通り、お乳をのむ動物である。もちろん赤ちゃんのときであるが……。これに対して、たとえば鳥のヒナは、卵から生まれると、親鳥から口移しでエサを与えられる。爬虫類にしても同様である。鳥も爬虫類も、お乳はのまない。

哺乳動物の赤ちゃんは、非常に未熟な状態で生まれてくる。生まれたばかりの哺乳類の赤ちゃんは、腸の消化力がほとんどないのである。内臓が未完成なままで生まれてくる。

つまり、成体(成長した動物＝親)が、ふつうに食べる餌(食べ物)を消化できないのである。消化せずに何でも吸収してしまうのだ。

人間も同じである。未完成の腸は、消化できないのに何でも吸収してしまう。しかし吸収して問題のないのは〝お乳〟だけなのである。ヒナ鳥の場合は、親鳥が餌を胃の中でいくらか消化したものを与えられるが、ヒナ鳥もそれをさらに自分で消化・吸収する。

しかし哺乳類が、自分で消化できるようになるまでには、一定の時間が必要なのである。自分で消化できるようになるときが、いわゆる「乳離れ」のときである。

もちろん、自分で消化できない〝未完成の腸〟とはいっても、吸収だけは何でもできる。ボツリヌスの芽胞までも吸収するのだから、抗原性のあるタンパク質などはフリーパスで吸収する。それでこの時期に離乳食を与えてはいけないのだ。

さて、赤ちゃんの飲んだお乳は、消化というプロセスを経ないで、そのまま腸から吸収される。それがそのまま栄養になるから、赤ちゃんはみるみる成長していくことができるのである。

自然界の摂理は、未完成の体制のまま出生してきた赤ちゃんを、いち早く成体へと完成すべく、このような〝母乳のシステム〟を生み出したのだろうか？　赤ちゃんは、短期日でみるみる大きくなるからである。

このような理由で、赤ちゃんの腸は、口から入るものを、すべて〝お乳〟だと思って、どんどん吸収しようとするのである。ところが、この何でも吸収する腸は、例えていえば、「目の粗《あら》いザル」のようなものである。成長するに従って、この目は細かくなり、同時に消化能力もついてくる。つまり、大人（成体）の腸になってくるのである。

このように、ただひたすら吸収する赤ちゃんの腸は、当然のごとく、口から入る侵入物から身を守るべき免疫能力など身につけていない。だから、母乳を通じてインムノグロブリン（Ig）という免疫物質をもらい、それを吸収している。

インムノグロブリンは、比較的大きな分子構造をもつ物質である。これは大人の腸ではそのまま吸収されることはないが、目の大きなザル状態の赤ちゃんの腸壁《ちようへき》なら、フリーパスで通過する。

さて、赤ちゃんの腸は〝一歳前後〟で完成する。この頃になると、母親からもらうインムノグロブリンは、ほぼ完成されつつある赤ちゃんの腸壁では、吸収できなくなる。

しかしこの頃から、赤ちゃんは自前で免疫物質をつくるようになる。自分の身体をようやく自分で守れるようになるのだ。じつにうまくできていると感心せざるをえない……。

アトピーの原因

前述のように、約一歳までの赤ちゃんの腸は、母乳の中に含まれる免疫物質・インムノグロブリンも、ボツリヌス菌も、区別することなく吸収してしまうのである。

つまり、約一歳までの赤ちゃんの腸は、親が与えたものを、何の躊躇もなしに吸収してしまうのであるから、赤ちゃんが無事に健康体に育っていくのか、不健康の身体になってしまうのかは、まさに親の判断一つなのである。

とくにこの時期までの育児は、親の責任がきわめて重大なのだ。しかしもっとも責任が重いのは、医学の立場にある人たちである。あやふやな医学理論をふりかざして、結果的に日本の子供たちを不幸にしてはならない。

わが子の健やかな将来を夢見るのは、どの親も同じである。だからこそ、正しい育児法、とくに人類の発祥以前から伝承されてきた育児の〝英知〟を、今こそ見直してみてはどうだろうか。

現代病である小児の食品性アトピーは、これまで述べてきたように、赤ちゃんの〝腸の特徴〟と関係がある。つまり、本来なら〝身体に入ってくるべきでないもの〟が、腸壁を通り抜けて侵入してきた結果、引き起こされる病気なのである。

つまり抗原が消化力のない腸の壁をフリーパスで通過して、身体の中に入ってきたのである。抗原だから当然、抗体ができると、自動的に〝抗原抗体反応〟が起きるのである。

免疫能力というのは、外敵を迎え討つ能力だけとは限らない。それは「細胞レベルの消化力」のことである。じつは抗原抗体反応も、この「消化」の〝一つの形〟に過ぎないのである。

免疫力を、敵だ味方だと擬人化して表現するから、その実態が解らなくなるのだ。医学者であれ、生命科学者であれ、免疫学者であれ、もういいかげんに真の「免疫の科学」を理解すべき時がきているのである。

ところで、わたしは、入るべきでない異物が「腸の壁をすりぬけて、身体の中に侵入する」と説明したが、「その異物は、腸の中に入っているのだから、すでに身体の中に入っているのではないの？」と素朴な疑問をもたれる人がときどき現れる。

「腹も身のうち」というが、じつは「腸の中は、体の外」なのである。口から食道とつづいて、胃、腸、肛門とつづくのだが、これらは〝腸管〟とよばれるように、体内にあってじつは体外《いがい》なのである。わたしたち脊椎動物は、基本的に〝筒状の生き物〟である。「筒《つつ》(チューブ)そのもの」がわたしたちの身体である。したがってチューブである空洞の腸の中は、わたしたちの身体の外なのである。

体内に侵入した異種タンパク質

さて赤ちゃんの腸壁をフリー・パスで通過する「入るべきでないもの」は、正確にいえば、これは離乳食の中に含まれているタンパク質のことである。タンパク質が消化されないで体内に入ると、アトピーの下地ができるのである。タンパク質に抗原性があるからだ。

こう説明すると、意外に思われる方も多いと思われる。なぜなら、タンパク質は、わたしたち人間にとっても、また動物にとっても、欠くことのできない栄養素であるからである。

しかし腸からでも、眼や鼻からでも、身体の内に入ってもだいじょうぶなものは、抗原性のないデンプンや糖類、アミノ酸、ポリペプタイドだけである。

このタンパク質が、一歳未満の赤ちゃんの身体に消化されないで入ってくると、アトピーの下地をつくるのである。なぜだろうか？

たとえば卵。わたしたち大人が卵を食べると、卵の中に含まれているタンパク質は、胃や腸で消化・分解される。そしてアミノ酸とポリペプタイドという物質になって、やっと腸から吸収されるのである。

タンパク質そのものの分子は大きいので、そのままでは大人の腸壁を通過することはできない。だから消化酵素でアミノ酸とポリペプタイドという小さな物質に分解して吸収されるのである。つまり栄養として、血液に取り込むことができるのである。

ところがその卵を、腸壁が未完成の赤ちゃんが食べたらどうなるか。もうお察しの通り、卵のタンパク質は腸の壁を通り抜け、血液の中に入っていくのである。

このようにして、体内に侵入した未消化のタンパク質を、「異種タンパク質」という。

大人でも、腸を冷やすと、細菌そのものや抗原性のあるタンパク質を吸収して、アトピー性皮膚炎となる。冷酒やアイスクリーム中毒は注意しないといけない。

抗体と抗原

人間をはじめ哺乳動物の身体は、タンパク質をそのまま受け入れることはない。前述のように、腸でアミノ酸やポリペプタイドなどに分解してから体内に入れるのである。

ところが、例外的にタンパク質が体内に侵入することがある。黴菌やウイルスなどの他に、輸血(他人の血液)や毒物などがある。小さいながら、黴菌やウイルスの身体は、タンパク質でできている。ハチやクラゲの毒もまたタンパク質でできている。

つまり、身体の中に、消化されずに侵入してくるタンパク質は、わたしたちの害になるものばかりだ。輸血も血液型が合わなければ害になる。

さて、わたしたち人間も含めた哺乳動物の身体は、タンパク質が体内(血液中)に侵入すると、これが「抗原」となって自動的にそのタンパク質に対抗する「抗体」をつくりだす。

こうしていったん〝抗体〟がつくられると、わたしたちの白血球は、同じタンパク質が身体の中に侵入してくると、これを捕獲して消化しようとする。侵入してきた〝抗体を誘導するタンパク質〟が「抗原」なのだ。白血球と血清中にある抗体は、反応してこの〝抗原〟を消化するのである。

免疫系は、ひとたび侵入したタンパク質（抗体）を、〝抗原〟として記憶し、もし再び同じ抗原が身体の中に侵入してきた際に、白血球が消化するように準備をととのえる。これらの免疫システムがあるおかげで、わたしたちは同じ病気に何度もかからずにすむのである。

さて、前述の赤ちゃんの体内に侵入した卵の話である。赤ちゃんの免疫システムは、消化されずに赤ちゃんの腸壁を通過した「異種タンパク質」を、やはり〝抗体〟として記憶する。

こうなると、ふたたび卵（のタンパク質）を食べるだけで、それが消化される前に、その（抗体の）記憶（情報）が全身の免疫系に伝達されているので、白血球はそれを消化しようとする。

これが食品アレルギー（アトピー）の原理である。皮膚に炎症が起きるゆえんである。

成長するとお乳は飲まなくなる

もちろん、二歳を過ぎた子供は、腸が完成するので、卵を食べても、腸がそれをちゃんと消化し、分解する。したがって乳児のときのようなことはない。

しかし一歳でも離乳食でアトピーを起こす子がいるから、現在のアメリカ流に二歳までは母乳のみとすべきであるが、いったん抗体がつくられたら、たとえ抗体がアミノ酸やポリペプタイドに分解されても、白血球はそれらに反応して、消化しようとするのである。

ところで、赤ちゃんがのむ(摂取する)唯一の食料である「母乳」にも、当然ながら、タンパク質は含まれている。タンパク質が豊富な母乳をのんでいる赤ちゃんの身体は、もちろん、母乳のタンパク質に対する「抗体」をつくりだす。

しかし、母乳というのは、本当の離乳期である二歳から四歳を過ぎてしまえば、もう一生のむことはない。母乳タンパクに対する抗体ができて、母乳アレルギーの下地ができても、成長後はもうのまないので、実際のところ害はない。

このように考えていくと、〝お乳〟というのは、腸が未完成な間だけに赤ちゃんに与えられる〝期間限定〟の食物である。このお乳というのは、母体の血液のうち、血球などの抗原性の強い成分をほとんどなくした、完全な〝親の体液〟なのである。

ちなみに、乳児用の粉ミルクは、タンパク質が消化され、抗原性を消してあるので、もし成長してのむことがあってもだいじょうぶである。

さて、飼い犬がアトピーになるのもこれと同じだが、犬は生後わずか二週間ほどたつと、親犬がいったん食べて、胃の中で消化したものを吐き出して仔犬に与える……という話をした。

これが犬の離乳食である。しかしこの光景を見て、犬の飼い主が、

「やわらかく、噛み砕いて与えているんだな」

と勘違いしてしまうと、飼い犬のアトピーが起こるのである。当然、親犬が吐き出したものと、加熱したり水を加えたりして、人工的にやわらかくした食品とでは、その内容はまったく異なる。

単にやわらかくしただけの「犬用ベビーフード」では、タンパク質は分解されていないからだ。

白湯と砂糖水だけを与えよ

ややくどくどと説明してきたが、これで乳幼児の離乳食に際しては、いかに注意が必要であるかがお分かりいただけたかと思う。

つまるところ、腸が母乳だけを吸収する時期には、母乳だけを与えるのが自然であり、未消化のタンパク質が含まれている食品は与えてはいけないということだ。

これとは別に生後すぐに母乳でアトピーになる子がいるが、これは妊娠中に母親が腸をアイスクリームや冷たい飲み物で冷やしたケースである。子供も同様で、冷たい水やミルクを与えると、アトピー体質になるから注意が必要である。腸の吸収を狂わせ、抗原性のあるまま食べた物を吸収してしまう危険のある〝冷たい物中毒〟である。

さて離乳食となる食品である。「米」は炭水化物の食品だというイメージが強いが、じつはタンパク質がかなり含まれている。これも抗原になる。

では果物なら糖分と水しかないから安心だといわれるが、たとえばパイナップルには、タンパク質を分解する酵素が含まれているが、この酵素もまたタンパク質でできている。したがって砂糖水よりはいいかも知れないと、乳児に果物のジュースを与える人もいるが、これもだめである。果物のタンパク質の抗体ができて、その子が果物を食べられなくなったりしたら、何ともかわいそうなことである。

世の中には、蕎麦《そば》アレルギー、ピーナッツアレルギー、大豆アレルギー、生エビアレルギーなどで苦しむ人がいる。当然、蕎麦湯やピーナッツバターなどを乳児に(離乳食として)与えるようなことは、後でアナフィラキシー(危険なショック症状)を招く危険があり、よくよく心しなければならない。

昔から、離乳期の赤ちゃんには、母乳の他は白湯《さゆ》と砂糖水しか与えてはならないといわれている。お乳がたくさんでないときに、他にいろいろ与えたいと思うのは親心だ。しかし江戸時代の母親は、お乳がよくでないとき、お乳に見せかけて乳児に「重湯《おもゆ》」を与えるようなことはしなかった。

重湯というのは〝粥《かゆ》の上澄《うわず》み〟だが、前述のように、米のタンパク質を含んでいる。江戸時代の母親は、昔から言い伝えられてきた〝伝承〟というものを守ってきた。そういうものは馬鹿にならない。そこに叡智が潜んでいるからである。

題がない。

スターチを与える

このようなわけで、離乳初期においては、タンパク質を含まない「スターチ類」なら問題がない。

スターチ類というのは、コーン・スターチや片栗粉《かたくりこ》、葛粉《くずこ》などをさす。これらは、トウモロコシやジャガイモなどが材料で、ほぼ一〇〇パーセントがデンプンである。したがってこれを食べても、抗体がつくられることはない。

離乳の初期は、このようなスターチに乳児用の粉ミルクや砂糖を混ぜて、白湯でといたものを与えるとよい。これが理想的な流動食の一つだ。

とかく〝食事〟というと、わたしたちは日常的に〝見た目〟や〝味〟のことを思い浮かべがちだが、二歳以降の離乳期というのは、赤ちゃんの腸がお乳以外の食物に慣れていく時期であることをよく考える必要がある。

「発育期の赤ちゃんにスターチなんかでいいのか?」

と思われがちですが、摂取すべき栄養素は、母乳や粉ミルクにまかせて、あとはスターチと砂糖を与えるだけでよい。わたしたちは、日常的な考えにとらわれ、こんな栄養だけでは足りないのではないかと考える。しかしゴリラやオランウータンのような大型の哺乳類(霊長類)でさえ、二歳まで母乳だけで育てている。人間の赤ちゃんより早く成長する彼らでさえ、二歳まで母乳で育てるのだから、人間の場合なら、本来四歳まで母乳のみで育てるべきだ。

だから、戦前の日本式を実践している現在のアメリカ流子育てに見習って、二歳までは母乳のみとすべきである。

◉妊娠中の偏食は避ける

江戸時代の医学者、香月牛山は、

「二歳半ごろまでは、乳を多くのませ、食を少なく与えよ。三歳から四歳までは、食を多く、乳を少なく与えよ。五歳からは乳はのませるな」

と記している。当時は数え年であるから、今でいうと満二歳ごろまでは〝お乳を多く、食を少なく〟ということになり、満二歳から三歳ごろは〝食を多く、お乳を少なく〟ということになる。完全な〝乳離れ〟は満四歳以降か。

現在の厚生省のガイドラインでは、離乳の完了時期が、生後一二〜一五カ月で、遅くとも一八カ月となっているので、江戸時代と較べるとスピード離乳である。

江戸時代の離乳食は、離乳の後期になって、やっとお粥の上澄みをのませる程度で、米粒が判らなくなるくらいに煮込んだ粥を食べさせ、生き物や甘い物、油物は食べさせない方がよいとされた。

ところで、妊娠中のお母さんの母体もまた、赤ちゃんの健康を左右する。とくにお母さんの偏食は避けた方がよい。妊娠中はホルモン・バランスの関係で、食べ物の好みが変化することがある。そのため、ミカンやレモンばかりを食べつづける妊婦さんもいれば、たくさん牛乳をのむお母さんもいる。

しかし、お母さんが妊娠中にたくさん食べたものが、生まれてくる赤ちゃんのアレルギー源になることがある。なぜなら妊娠中、お母さんの母体は、一種の飢餓状態になるため、食べた物をよく消化せずに吸収してしまう場合があるからだ。

だから、お腹の赤ちゃんにいっぱい栄養を与えようと思って、無茶な大食をすると、ぶくぶく太って代謝ができない病気のような子になる危険性がある。度々繰り返すが、妊娠中に冷たいものを飲んだり食べたりすると、本人だけでなく赤ちゃんも、生後からすぐに母乳でアトピーになりがちなので、腸を冷やさないようによくよく注意すべきである。

同じ食べ物ばかりを食べつづけていると、お腹の赤ちゃんがその食べ物の抗体をもってしまう危険性がある。そして当然のごとく、母体であるお母さん自身も、よく消化せずに吸収してしまうことから、同じ抗体をもってしまい、アレルギーになってしまうケースがある。

妊娠中にアトピーになる女性が多いのはこのためである。

アナフィラキシーの恐怖

ここまで述べてきたことで、一つのまとめを述べる。

それは腸が、食べ物を「未消化」のままで、体内に吸収するような事態を、何としても避けるということである。そしてこれは妊婦だけの問題ではない。

食事の時間帯が不規則であったり、あるいはよく噛まないで食べると、食品が消化されないままで吸収されてしまう場合がある。やはり食事は、規則的に三度ちゃんと食べること、そして消化不良を避けるためにもよく噛むこと。

また、免疫系が弱るような生活を極力避けることである。前述のように、過労や睡眠不足などもってのほかである。そして免疫系を活性化させるために、前述の鼻呼吸を励行する必要がある。

さてアレルギーには、アナフィラキシーと呼ばれる激しい症状がある。アレルギーであるから、抗原抗体反応に変わりはないが、多量の分泌液が気管にあふれ気道をふさぐため呼吸困難になり、同時に血圧が急激に低下して心臓が止まりそうになる。そしてショック死を引き起こすケースがある。

このように、きわめて危険性の高い症状がアナフィラキシーである。よく抗生物質やタンパク製剤の注射によってショック死する事件があるが、これもアナフィラキシーである。

このアナフィラキシーを引き起こすので知られる食べ物は、おもに生エビ、蕎麦、ピーナッツである。当然、離乳期にこの三つの食物を与えるのは禁物である。生エビは別として、蕎麦粉やピーナッツ・バターなどは、油断するとつい与えてしまいそうな食べ物であるから、よく注意が必要である。

アメリカでは、ときどきピーナッツ・バターで子供がショック死する事件が起きるが、これもアナフィラキシーである。

アレルギーを克服する法

わたしの知人の医師に、生エビ・アレルギーの人がいる。この人は以前、寿司屋で誤って生エビを食べて、アナフィラキシー・ショックが起こり、死にかけたことがある。

幸運なことに、同席していた麻酔科の医師が、心停止しかけた彼に心臓マッサージをほどこした。このため、九死に一生を得ることができた。

さて、このくらい激しいアレルギーがあれば、もうこの人は一生、エビを食べられないのがふつうである。

ところがこの知人は、みずからある体質改善をほどこした。その結果、体調がよいときには、生エビを食べても症状がでないほどにまでに、体質が改善されたというのである。

それで話を聞いてみると、西野流呼吸法という「呼吸法」を実践したというのである。呼吸法のトレーニングと聞いて、〝鼻呼吸〟を推進するわたしも興味をもったが、内呼吸（細胞呼吸）を活性化すると、免疫力が上がるのであり、これは、呼吸によって抗原をよく消化できるようになるためと、自前の副腎皮質ホルモンの分泌をよくするためである。

食品アトピーの克服法はもっと簡単である。生後八カ月から離乳食を与えたために、体中がアトピーになったという、一歳の子を連れた母親が、ある日わたしの診察室を訪れた。この母親は、以前わたしが書いた『赤ちゃんはいつ「人間」になるのか』（マサダ社）という本を読んでこられたのだ。

診察すると、この母親も手にアトピーの皮膚炎をもっていた、それで母乳でその子も生後すぐにアトピーになったのだとわかった。なぜならこのお母さんは冷たい物中毒だったのだ。アイスクリームを食べずにいられない人だった。

第一章で紹介した例と同じタイプだが、この母親は、以後この一歳のお子さんに乳児用ミルクをのませることにした。ところがしばらくするとまた湿疹がでてきたというので、いろいろ問いただしてみると、例の離乳移行用のミルクをのませたという。

一歳、あるいは一歳二カ月ぐらいの子ならと思って、離乳移行用のミルクを与えたのであろうが、やはりだめだったのだ。やはり二歳までは乳児ミルクで育てるべきである。

皮膚が炎症を起こす原因

さて度々述べてきたように、アトピー性皮膚炎やアナフィラキシーのようなアレルギーは、腸が成長してから与えるべき食べ物を、乳幼児のころに与えられ、それが消化されないままに吸収されたために、免疫システムがその食品タンパクを異種タンパク質として、これに対応する抗体をつくりだすことによって、引き起こされる病気である。

本来なら黴菌や、毒物などの異物に対してつくられるべき抗体が、ある食べ物のタンパク質に対してつくられるから、再び同じ食品を食べたとき、そのタンパク質が分解されて、ポリペプタイドが身体の中に入ってくると、身体の免疫系が反応してポリペプタイドを消化しはじめる。

このようにしてアレルギーが起きて皮膚に湿疹がでる。

では、本来の異物、つまり日常よく存在する黴菌が入ってきても、アレルギー反応は起きないのだろうか。大腸菌などは、いたる所にいるが、それが口の中に入ってきても、アレルギー反応が起きるわけではない。

これも前述のように、白血球という消化部隊がやってきて黴菌たちを消化してしまうのだが、食品タンパク質という抗原は、白血球が手こずる物質である。いわゆる〝白血球の消化不良〟が起きるのである。

そしてこれら消化・分解しそこねた〝ゴミ〟であるところのヒスタミンは、皮膚や皮下組織に捨てられるのである。これが皮膚の炎症が起きる原因である。このように見ていくと、アトピー性皮膚炎を予防し、治癒するには、このような〝消化不良〟が起きないようにする必要があるのである。

ステロイド・ホルモンと副腎皮質

アトピー性皮膚炎の治療には、よくステロイド・ホルモン剤が使われる。ステロイド・ホルモンには、いろいろなわけの解らない炎症をおさえる作用がある。白血球の消化不良も、わけの解らない炎症の一つである。

ステロイド・ホルモンというと、ある種の薬品を連想する人があるが、もともとは自分の身体の中でつくられるホルモンである。それは身体の細胞代謝に深く関わっている、つまり細胞の中にある遺伝子の働きを活性化するのである。もちろん白血球もリンパ球も、細胞の一種であるから大いに関係がある。

人間のステロイド・ホルモンには、約三〇種類がある。その中には、有名な男性ホルモンや女性ホルモンもある。そして白血球などの活性化に役立つのは「副腎」という器官の皮質部分でつくられるステロイドである。俗に「副腎皮質ホルモン」とよばれている。

アトピー性皮膚炎になるのは、この副腎皮質がじゅうぶんにホルモンを分泌していないからである。したがって合成ステロイドを補給して、足りない部分を補おうというのである。しかしこれをつづけていると、ステロイドをつくるはずの副腎がだんだん働かなくなってくる。

副腎に限らず、ホルモンを生成する器官は「怠けモノ」になりやすい。ステロイドが不足しているからといって、外から薬で補給(援助)してやると、副腎は自分でホルモンをつくるのを簡単に放棄してしまう。

だから一度はじめたステロイド療法を急にやめてしまうと、逆に危険な状況になる。まして合成ステロイドは、いろいろな面で天然のステロイド・ホルモンよりも劣る上に、多量に使われると、副腎の機能を弱らせたりするので、危険な治療ということができるのである。

このことから、できる限り自分の身体の副腎を元気にして、みずから副腎皮質ホルモンをつくりだす方がよいのである。そのための鍵が、たびたび繰り返すようだが〝呼吸〟と〝骨休め〟と〝腸の保温(三七℃)〟なのである。

これとは逆に〝口呼吸〟と〝寝不足〟と〝冷たい物〟の摂取をつづけると、副腎の働きが弱ってくる。アトピーのみならず、難病のクローン病や潰瘍性大腸炎などの免疫病がでてくる。

ちなみに最近では、花粉症が鼻呼吸で治ったケースも多い。花粉症もアレルギーである。花粉という異種タンパク質で起こる風邪症状であるから、花粉が入ってその膜が破れて溶けるところが症状の中心となる。それは眼であり、鼻であり、耳(耳管と内耳)であり、喉や肺である。それらのあたりの皮膚がかゆくなるのである。

従って免疫系を強くすることで、花粉症も克服できるのである。

うつぶせ寝の誤解

以前、日本でも「うつぶせ寝」がブームになった。赤ちゃんの正しい寝かせ方は、うつぶせ寝だというのである。わたしにいわせれば、ずいぶんと出鱈目《でたらめ》なものがブームになったものだと思うのだが、それほど日本の育児常識はいい加減なものなのである。

うつぶせ寝にすれば、欧米人のような体型になれる……などということがメディアで報じられたりもした。しかしこれは反対で、頭と顔がみずからの重みでつぶれてぶ厚い本の形になるだけのことなのだ。たいてい、ひどい猫背と横曲がり(側彎)になる。

この〝うつぶせ寝〟が流行したのは、もう十数年前だが、今でも産院でつづけられている所があるからあきれるばかりだ。自分の子供に平然と実践して、何も問題ないと言っていたのんき気な医者もいた。

日本にはじめて〝うつぶせ寝〟が輸入されたのは約四十年前。アメリカ医学が導入された頃だ。

やがて「動物はうつぶせ寝だから、人間もそうあるべき」とか「お腹を下にすると、眠りが深くなる」とか唱える人もでてきた。

いずれの説も、人間の身体の構造を、まったく知らない人たちの言葉である。前例にならって、日本で〝うつぶせ寝〟が流行したころ、本家の欧米では、これの反省が起こっていた。

生まれて間もない赤ちゃんが、睡眠中に「突然死」する(乳幼児突然死症候群＝SIDS)事件が頻発し、その多くのケースが〝うつぶせ寝〟であったというのだ。欧州やオセアニア諸国は、突然死した赤ちゃんの八〇パーセントが〝うつぶせ寝〟であったという。

このような結果を受けて、アメリカでは「仰向け寝」運動がはじまった。一九九二年ごろには二〇パーセントの割合しかなかった〝仰向け寝〟だが、一九九七年には、八〇パーセントまで増加した。

もともと「仰向け寝」は、日本古来の子育ての正しい伝承であったが、敗戦でこの伝承が途絶えてから今日に至るまで、日本では混乱したままだ。

人間の身体は、「仰向け寝」で寝るべき構造になっているのである。

仰向けに寝たからヒトへと進化した

さて、〝うつぶせ寝〟にすると突然死が怖いが、さりとて〝仰向け寝〟では、子供の頭が

〝絶壁頭〟になる……困ったなぁ……と思われる人も多いと思う。しかし、子供の生命と、絶壁でない頭と、どちらが大事なのか？　答えは歴然である。しかも円座の低い枕で、頭だけを左右上下斜めに動かして両肩をつければ、絶壁どころか、すんなりした美形にすることができる。

ともかく、仰向けに寝かせることが、赤ちゃんの健康を守る秘訣であり、美形をつくる秘訣なのである。よしんば五、六歳までは、さしたる弊害がないように見えても、大人になるにつれ、歯型がつぶれて、顔がつぶれた厚い本のような形になり、骨壁性の眼窩《がんか》が圧迫されて近視となり、背骨が横曲がりになって、エビのような格好で寝るようになり、一生涯、免疫病を友とする惨澹たる人生を、子供に押しつけることになることが多いから、〝うつぶせ寝〟は絶対にさせてはならないのである。人間の身体はそのような構造になっていないのである。

はるか昔、人類の祖先は、二足歩行をすることでヒトに進化した。人類の祖先は、二本の足で立ち、言葉を話し、両手を自由に操り、道具を使うようになった。こうして知恵を獲得した人類は、四〇〇万年ぐらいの時間をかけ、少しずつ文明を築いてきたのである。

それまで原野で暮らしてきた祖先は、落雷や自然発火から、火を発見するとともに、洞窟に棲《す》むようになった。洞窟の中の生活は、祖先たちにとって、安全で暖かなものだった。当然、原野暮らしよりも、はるかに安全でくつろいだ寝食が約束されたものと思われる。それで洞窟の中に「絵」を描いたりした。

祖先たちは、最初は今のゴリラやオランウータンのように背筋を丸めて、坐って眠っていたのであろう。しかし、やがて洞窟の中で、つまり固い大地の上で〝仰向けで寝る〟ようになった人類の背筋(背骨)は、当然、いやでも真っ直ぐに伸びてしまったのである。うんと背伸びをしたから、背骨が伸びて、類人猿からヒトへと進化したのではなく、仰向けに寝るようになったから、背筋の伸びたヒトへと進化したのである。つまり、真っ平の土の上に、真上を向いて寝ることを覚えた猿人(ピテクス)が、原人(トロプス)となるのだ。

これは、あの「日光の猿」を、ヒト型に育てているやり方をみれば、すぐに解るのである。猿は、人間に比べてあまりにも背骨が曲がりすぎているので、寝かたでヒト型にするのは無理があるから、「山行き」といって、棒を肩に縛りつけて、無理やり背骨をまっすぐにするのだが、これで育てると足の先までヒトと同じ形の骨になる。これが後述する「ウォルフの法則」なのである。

赤ちゃんがマスターすべき仕事──呼吸

そこで、前に述べた「野生の動物は、うつぶせ寝だから、人間もうつぶせに寝て当然」という理屈である。前述のように、赤ちゃんはまだ進化の途上にある存在である。構造的にはヒトよりも動物に近い。現に、赤ちゃんは、両の手足でハイハイをする。

こう考えると、やっぱり赤ちゃんは動物に近いから、うつぶせ寝をさせるべきだ……という見解も、なんだか真実味を帯びてくる。しかし人間の赤ちゃんは、呼吸がじょうずでない。ヘタなのである。だからうつぶせ寝をさせていると、息ができない状態になることがある。

羊水からでてきた赤ちゃんは、ちょうどサメが陸に上がったばかりで、のたうち回って不慣れな空気呼吸を習得するのと同じように、横隔膜呼吸《おうかくまくこきゅう》を習熟するまで、横隔膜と連動するあらゆる筋肉を鍛えなければならないのである。

生まれたばかりの赤ちゃんは、全身の筋肉を運動させることで呼吸をする。これが「産声」である。「おぎゃー」という産声は、赤ちゃんにとっての、最初の呼吸である。

生まれたばかりの赤ちゃんは、舌を動かして泣いたり、お乳を啜《すす》ったり、手や足をばたつかせたりして、全身の筋肉を動かすことで、なんとか息をしている。こうして、母親の心臓によって、胎盤を介して行っていた内呼吸(組織呼吸)に別れを告げて、自分自身で息をするようになる……これが地上に生まれ、生きていくことになった人間(赤ちゃん)の宿命なのである。

そして哺乳動物である赤ちゃんは、お乳を吸うことで、つまり口(口腔)を動かすことで、呼吸(運動)を誘導しようとしている。とくに舌は、もともと原始魚類のころの「鰓《えら》の筋肉」と「鰓の軟骨」がまとまってできたのであり、舌の根元には「鰓心臓」があったのである。

また、赤ちゃんを揺りかごに入れて揺すったり、抱きかかえてゆさぶるのも、呼吸を手助けする行為となる。

これは呼吸をする筋肉が刺激され、息がよくできるためである。イヌやネコの赤ちゃんも、やはり呼吸がヘタなので、その親は舌で赤ちゃんの身体をなめて、つまりブラッシングをすることで、身体の筋肉・神経を刺激している。

〝うつぶせ寝〟は危険

さて、〝うつぶせ寝〟に寝かせられた赤ちゃんには、どのような事態が起きているのか？まず手や足が自由に動かせない。このことで、まだ未熟な呼吸がさらにできにくくなる。

さらに、うつぶせに寝かせられた赤ちゃんの顔は、当然横を向いている。このとき、赤ちゃんの鼻は限りなく地面（シーツ）に近くなっている。この状態で寝かせられていると、鼻の辺りの空気がしだいに酸欠状態になる。二酸化炭素は重いので、吐いた鼻のあたりにどんどんたまっていく。

そのたまった二酸化炭素を吹き飛ばせない赤ちゃんの弱い吐息。酸素はだんだん減っていく。こうして赤ちゃんは、酸素を吸うことができなくなってくる。吸い込む空気の中の酸素濃度が、二〇パーセントを割ってしまうと、脳が酸欠状態になり、最悪の場合、眠ったまま静かな死を招いてしまう。

うつぶせ寝が、赤ちゃんの突然死を招く要因は、こうした事情による。このようなわけで、赤ちゃんには〝仰向け寝〟をさせるべきである。

うつぶせ寝は、大人の〝昏睡体位《こんすい》〟を赤ちゃんに当てはめた、西洋人のあさはかな思いつきによるもので、医学上の誤解によるものである。一歳までは、前述のように、鼻腔と気管とが事実上、機能的につながっているので、昏睡体位など不要だったことに気がつかなかったのである。正しい伝承が、あさはかな医学で曲げられた典型である。

しかし生まれて間もない赤ちゃんは、必ずしもぐっすり眠る必要はない。仰向けの浅い眠りでうつらうつら眠って、ときどき起きて猛烈に泣く……というライフ・サイクルが、この時期の赤ちゃんには大切である。

赤ちゃんは呼吸が未熟である。赤ちゃんが、呼吸の技術を身につけるのに大きく関わってくるのが、〝泣くこと〟と〝お乳をのむこと〟である。こうして約一年がかりで、赤ちゃんは、呼吸という〝仕事〟をマスターするのである。

おんぶと抱っこをして、ゆりかごを使っていれば、突然死などありえないのである。今の西洋医学の育児法は、大きく遠回りをして、最近ようやく戦前の日本の正しい育児法に回帰してきたのである。その意味でいえば、今の日本の育児法が、ちょうど五十五年間、つまり敗戦から現在までの間遅れてしまっているのである。

寝相の科学

「骨はその動きにもっとも適した形に変化する」

これは約一世紀前のベルリン大学の医学者、ユリウス・ウォルフの言葉である。

これは「ウォルフの法則」とよばれ、骨というものの特性を発見した理論とされている。これを前述の〝うつぶせ寝〟にあてはめよう。

人間の骨格は、〝仰向け〟で寝ることによって、ヒトとして理想的に進化・成長してきたのである。それを〝うつぶせ〟に寝かせれば、その寝相に合わせた形に歪《ゆが》んでいくのである。

うつぶせ寝は、どうしても首を横にねじらねばならない。すると必然的に背骨と腰骨がねじれてくる。やがて全身の骨がゆがんでくる。

それればかりか、自分の身体の重さで、歯型や頭の形や、顔の骨などがダメージを受けて歪んでくる。こうなると、哺乳類の身体にとって非常に重要な、「関節」にまで悪影響が及んでくる。

しかもうつぶせ寝では、必ず口呼吸になってしまうのである。下向きに寝るため、鼻が鬱血《うっけつ》して鼻づまりを起こすからである。ただでさえ関節がやられ、白血球がつくられにくい状況のときに、追い打ちをかけるように、口呼吸が免疫系を弱らせてしまう。

まさに悪い寝相は、万病の元である。

なお、高い枕で寝ていると、喉が圧迫されるので、口呼吸になり、ヘタをすると〝睡眠時無呼吸症〟が引き起こされる。できれば、枕なしか、低い枕(〇・五センチが理想)で、首の骨を曲げずに、そして喉を圧迫せずに眠るのが理想である。

そして頭の向きをときどき変えたり、円座の枕を使うことで、赤ちゃんの頭の絶壁は防止できる。ともかく、これらはすべて〝しつけ〟の次元の問題である。

親の〝しつけ〟がいかに大切であるかは、生命科学にもとづく育児の現場においてこそ、よく理解されるのである。

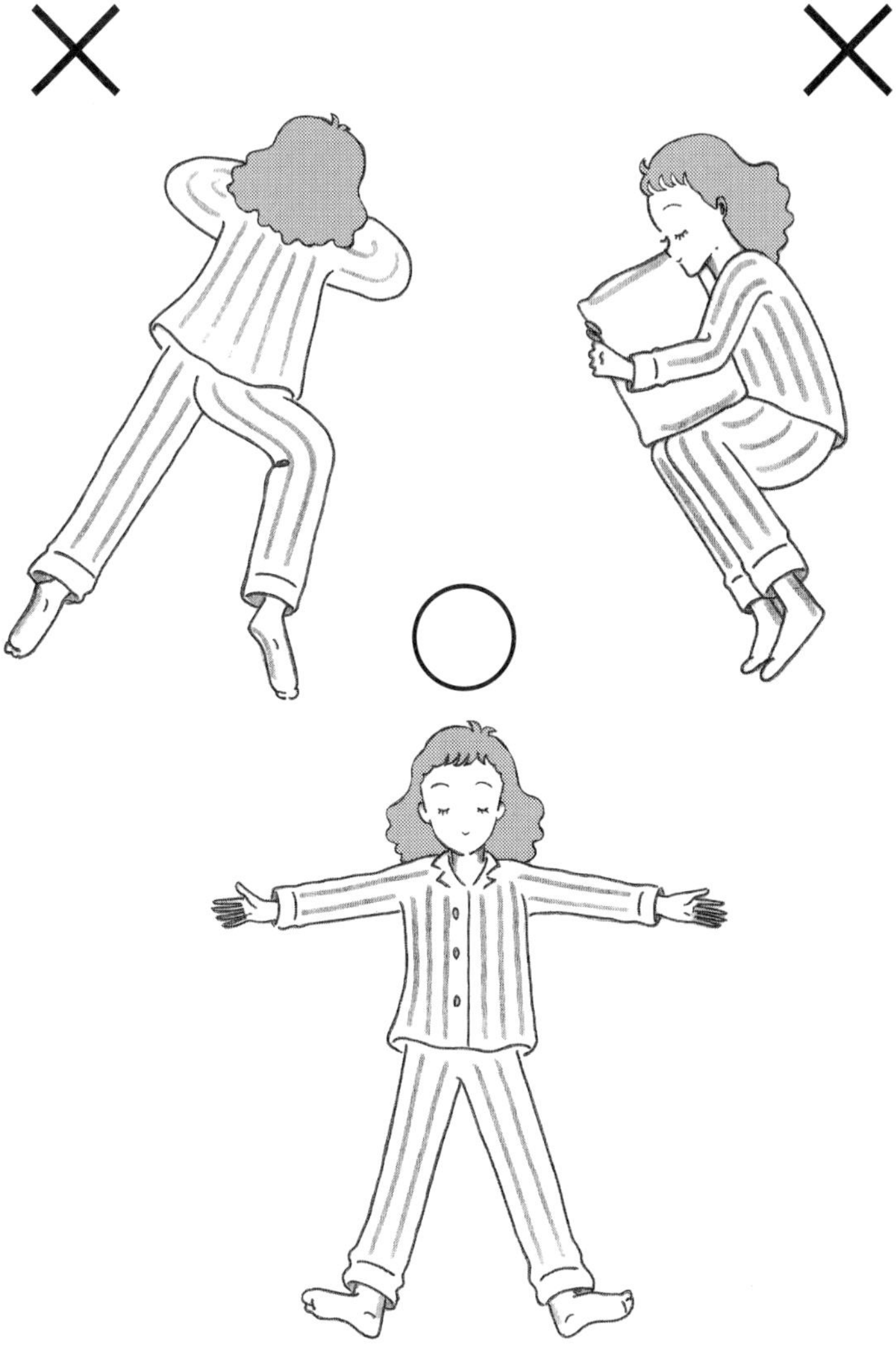

上を向いて大の字で眠ろう。横向き・うつぶせは禁モツ

第6章

ステージごとの育児——年齢別育児法

ステージごとの育児法

育児の注意事項を、年齢別にわけて述べるコーナーだが、すでに基本的なことは、前章までに述べてきたので、ここでは復習程度に、要点をかいつまんで述べるにとどめる。

〔1〕出産まで

妊婦さんは、自分ともう一人の分身の生命を背負っている……という認識が必要である。なぜなら、妊婦＝お母さんのライフ・スタイルが、そのままお腹の赤ちゃんの発育に影響するからである。

お母さんは、じゅうぶんな睡眠が必要である。寝不足ではいけない。過労もいけない。偏食をしてはいけない。アイスクリームなどの冷たい物は絶対に食べてはいけない。妊娠中に腸を冷やすと、生まれた子供が母乳でアトピーになる危険性がある。

お腹の中で〝五億年の旅〟をつづける赤ちゃんは、とても繊細で、また忙しいので、たくさんの栄養を必要とする。お母さんは、偏らないバランスのよい食事を心がけること。身体にいいからと、冷たい牛乳をゴクゴク飲んだり、肉類をよく噛まないで食べたりするのもアトピーにつながる。

お母さんが、夜更《よふ》かししたり、仕事に忙しくて過労になると、免疫系が弱るので、お腹の赤ちゃんにも悪い影響を与えてしまいかねない。

具体的に、妊婦さんは、九時間ぐらい眠らないと、じゅうぶんなリモデリングが行なわれないため、じょうぶな子供が生まれない危険性がある。とくに受胎後三〇日から四〇日のころに、五時間睡眠や過労、精神的なスレスがあると、胎児が酸欠を起こすことがあり、内臓奇形を発症する危険がある。妊娠中の母体の養生を、ゆめゆめあなどってはならない。

昔と違って現在は、ほとんどの女性が、学校をでたら、何らかの形で仕事につく。そしてその中の数パーセントが、バリバリと働いて、キャリア・ウーマンという名のビジネス戦士になる。

さて、現代は、「女性の時代」といわれる。女性の能力や感性が、ビジネスの世界に及ぼす影響は大きい。だから、結婚しても「仕事をつづけたい」と望む女性が多い。いまや主婦ＯＬも当たり前になった。

また、一昔前と違って、今の女性は酒をたしなむ。たしなむというより、よく飲む。生ビールにカクテル、日本酒、ワインなんでもござれだ。

しかし、このような自由奔放な生活も、ワーコホリックの日々も、妊娠と同時に、終止符を打たなければならない。「一人の身体じゃない」とはよくいわれるが、その日から赤ちゃんと二人三脚の生活をはじめねばならない。

［2］授乳期（二歳半まで）

生まれたばかりの赤ちゃんの〝仕事〟は、お乳をのむことと、呼吸をマスターすることである。つまり、よくお乳をのんで、よく眠って、よく泣くことだ。

ともかく赤ちゃんには、母乳や乳児用ミルクをのませることである。そして離乳は、できるだけゆっくりと始めることである。原始社会では、三～四歳ごろまでお乳だけで育てているのである。

この時期に、間違っても、味噌汁や蕎麦粉、ピーナッツ・バターなど、大人が口にするものを与えてはならない。赤ちゃんの身体の中に侵入した異種タンパク質は抗体となるからだ。

もし与えるなら、人肌（三七℃）の白湯か砂糖水かスターチ類に限る。いずれにしても、厚生省のガイドラインにしたがって、生後五カ月で離乳食をはじめるような愚行をしてはならない。このようなデタラメを、改善しないままに、三十年以上もつづいているわが国の医療行政にたずさわる者の勉強不足と無責任にはあきれるばかりだ。

寝かせるときは、〝うつぶせ寝〟にしてはならない。人間は〝仰向け寝〟に寝る動物であるのだ。オシャブリは四、五歳まで、常時必需品にしなくてはならない。口呼吸にならないためである。これは世界の常識であるが、日本では不思議なことに非常識なままだ。哺乳類の一員として、乳首型のオシャブリを、誇りをもって使わせることである。

また、じっくりハイハイをさせることである。無理に立たせたり、歩かせてはならない。ハイハイをさせることで、立ち上がったときに適したように血圧が発達する。できれば長い距離をハイハイさせることである。

歩く練習は、ゆっくり、じっくり行うこと。赤ちゃんを疲れさせるまで歩く練習をさせてはならない。疲れたら、乳母車に乗せたり、抱っこしたりする。おんぶや抱っこは、ゆすったり、こすったりすることで、赤ちゃんの神経系の発育を促す作業である。

いろいろなものを口に入れたり、なめ回したりするが、この動作をむげに禁止する必要はない。赤ちゃんは、なめ回すことで、目の前の世界を認識しようとするからであり、同時に、免疫力をつけるからである。

[3] 幼児期

幼児期にあっても、できればオシャブリをつけさせる。また、歩く練習も同様で、幼児が疲れたら、乳母車にのせたり、抱っこやおんぶをする。

胎児からつづく赤ちゃんの進化は、二歳半ごろ、ようやく腸管をはじめ、身体の体制ができてくる。離乳も本格化する。いわゆる〝乳離れ〟の時期である。

三歳ごろから五歳ごろまで、脳神経が急速に発達する。幼児の頭脳の吸収力は、このころ一つのピークを迎える。言葉やしつけをしっかり教えることである。

幼児期の健康は、親としてもとくに心配である。わたしの診察室に通っていたT子ちゃんは、二歳ごろから喘息の症状が表れていた。それで三歳から水泳をはじめ、しばらくの間は発作が減ったが、二年ほど経つと、再び発作がふえてきた。

そして救急外来を二週間にわたって、連日受診するほどになったある日、わたしの診察室を訪れてきたのである。一見して「口呼吸」であった。

それで、わたしが開発に協力したオシャブリ(ピジョン社製)を使用させ、キシリトール・ガムによる咀嚼訓練を指導した。ガム療法をすると、咀嚼・燕下《えんげ》筋のみならず、扁桃組織までイキイキとしてき、脳まで活性化してくるからである。

口呼吸にともなう舌のつきだし癖などの悪癖には、正しい咀嚼訓練とガム療法が必須である。もちろん、冷たいもの中毒を厳にいましめ、食事のときの咀嚼回数も一口三〇回を指導した。

今の子は、よく噛まないで食べる。これは生命をおろそかにする行為である。また冷たいものをよく食べる。これは腸を冷やす行為である。なんとも酷な生き方を、日本の親は子供に押しつけているのだ。

結局、幼い子供には、よく噛んで食べ、胃・腸を温めるという、哺乳動物の生命の本質にかなった〝生き方〟を教えることである。これを教えられて育つ幼な子は、これほど幸せなことはない。

T子ちゃんには、もちろん就寝時は、仰向け寝にし、枕をはずし、唇にテープを貼って寝かせた。すると受診して二週間後には、だいぶ鼻の通りが回復してき、一カ月ごとに経過をみたが、以後、カゼはひくことはあるが、発作の方は、半年以上まったく起きなかった。

【4】学童期（小学生）

小学校へ入学する学童期というのは、さすがにオシャブリをするのは恥ずかしい時期かも知れないが、ともかく「口呼吸」のクセをつけさせないことだ。

この時期になると、わが子にもスポーツをさせようと考える親が多くなる。ところが、前述のように「子供のスポーツ」には危険が多い。小さいうちからスポーツをさせて、身体がダメになる子供が戦後、急激にふえた。

骨にダメージを与え、関節を破壊し、免疫系の病気になる運命の子供が、わたしの診察室にやってくる光景は、誠に痛ましい。というのも、実際に身体が受けたダメージによって、いろいろな不都合が表れてくるのが、十年くらい経ってからであるので、まさか子供の頃のスポーツが原因で、身体が壊れたとは思わないから、日本では今も十二歳以下の子供にスポーツをさせている。日本はいまだに育児医学とスポーツ医学の後進国である。

ギャング・エイジなど、むずかしい時期も迎えるが、しつけが重要な時期でもある。この〝しつけ〟というのは、「食事のし方」「寝方」など、身体の正しい使い方を、しっかり教えることである。具体的にいえば、片側噛み、うつぶせ寝、片側寝の習慣がつかないように、親として指導することで、躍動する生命をしっかり育ててあげることである。

虚弱体質のK子ちゃんは、幼い頃から病気がちだった。冬にはいつも扁桃腺が腫れ、三九度の高熱をだしていた。舌に潰瘍《かいよう》ができ、外陰部がただれ、よく鼻血をだし、お腹が痛いといい、疲れやすい虚弱体質だった。

K子ちゃんは、典型的な「口呼吸」であった。また、子供の常で〝冷たいもの〟が好きだった。まずこの二つを徹底的に指導した。

つまり、鼻呼吸と腹式呼吸をマスターさせ、冷たいものをやめさせた。同時に、片噛みをやめさせ、うがいを励行させ、睡眠時間を九～一〇時間とらせる指導をした。

いうまでもなくK子ちゃんは、多彩な免疫病をもっていたのである。子供が虚弱体質だと、親はよく身体を鍛えさせようと、水泳やマラソンをさせたりするが、これは逆効果で、まず何よりも、黴菌の入口となる「口呼吸」を改めて、免疫力を回復させることが先決である。

そして骨休めをさせることである。子供の生命を大切にして、よりよい生命活動のために、勉強やレジャーは余ったエネルギーでできるように育てるべきである。ゆっくり育てるべきなのだ。

【5】少年期（中学・高校）

中学生になると、多くの生徒は、部活動でスポーツをはじめ、連日、厳しい練習をするようになる。じつは、この〝スポ根〟部活にも、わが国特有のあきれた実態がある。もちろん、スポーツで身体を鍛えることは大事なことである。モヤシのような少年に育つよりは、たくましい少年に育ってほしい。しかし何でも程度問題で、人体を壊すほどの過酷な練習には賛成できない。

わたしのところに診察に来た女の子は、部活でバスケットボールの練習をやりすぎた結果、再生不良性貧血になっていた。鼻呼吸の指導も、食事の指導もなく、ただでたらめのスポーツをやらせた結果である。

だいたい、学校の先生も、マニュアル通りの指導ばかりを考えずに、生徒の立場から、その子にとって無理なことを押しつけていないか、よくよく注意すべきである。

もう一つ、ディーバッグやショルダーバッグなどを日常的に持ち歩く年頃になるが、こういうバッグの持ち方も、きわめて重要である。つまり、左右均等に持つ習慣を身につけることである。

また横寝やうつぶせ寝も、少年期には意外に多いので、注意を要する。ついでにいえば、〝ほおづえ〟なども顎骨に強烈なダメージを与えるので要注意である。

もうひとつ、この時期で大事なのは、思春期を迎えることである。やはり子供は進化しつづけている。繁殖の体制と能力が備わってくるのである。生き物は、ある意味で、生殖をして、子孫をのこすために生きている。つまり生物として、いよいよその力量を問われる時期にさしかかったのだ。

したがって正しい性教育が必要になってくる。生殖というのは、生物にとって余ったエネルギーで行なうものである。つまり生物は、基本的に、食べることと呼吸をすること、そして代謝することに、みずからのエネルギーのほとんどを消費している。

こうなると、生殖や勉学やスポーツは、その余のエネルギーを消費しながら行なうべきものだ。だからこそ、正しい生活法と身体の使い方をしっかり教えなければならない。

【6】青年期（十九歳〜二十四歳）

この場合の青年期というのは、十九歳から二十四歳頃までをいう。前述の自己進化が終わって、人間の身体ができあがってしまう二十四歳頃までを指す。

一般でいえば、大学生になったり、仕事につきはじめたりする頃であり、大人の仲間入りをする頃である。さて大学生が足しげく通うのが、喫茶店（カフェ）であり、居酒屋である。

居酒屋で大学生がガブ飲みするのが、冷えたジョッキの生ビールである。大学生だけではない。サラリーマンもＯＬも同様である。日本酒でさえ、最近は「冷酒」に人気が集中している。

今や日本中の大人も子供も、完全に冷たいもの中毒になって、医者までが半病人となっている。大学生やいわゆる若者ならいざ知らず、リウマチのおばさんまでが、アイスクリーム中毒になっている。中でも抹茶アイスクリームやチョコレートパフェ、他にアイスコーヒーにアイスティー、それに冷えたフルーツ・ジュースなどを飲むと、リウマチの関節は、飲んだ後に痛みがいやますのである。

冷たいものは〝腸を冷やす〟ので、免疫系がダメージを受けるが、もともと哺乳類である人間は、体温が三六・五度ないと、細胞の遺伝子が正常に機能しなくなるのである。

腸が冷えて、消化力が落ちると、よく消化されないものが体内に吸収されるため、免疫病が起きるのだ。

暑いときは、身体は外から冷やす方がまだましなので、冷房の方がまだましである。しかし冷房も強くしすぎると肺が冷える。肺も腸管の一部である。腸管と皮膚が冷えると、白血球の消化力が落ちる結果、侵入した黴菌がのさばるようになる。

二十二歳の学生、Sさんもひどいアトピー性皮膚炎だった。地方の大学病院の皮膚科でまったく治らなかったそうだが、調べてみると、Sさんの喉には、サイトメガロウイルスというウイルスが巣くっていた。そこで口呼吸をやめさせることにした。

まずスプレータイプのイソジンを、日に三、四回のどにぬり、炎症をおさえた。うがいを頻繁にさせ、夜寝るときには、唇に紙テープを貼り、鼻の穴にノーズリフトという鼻腔《びくう》(鼻の穴)を広げる「輪」を装着させ、枕なしで仰向けで寝させた。

右側の片側噛みのクセがあったので、意識して左側の奥歯で噛むように、ガム・トレーニングを指導した。もちろんキシリトール・ガムで訓練する。睡眠時間もできるだけ八時間以上とるように指導した。

冷たいものが好きだったので、これも即刻やめるように指導した。

このSさん、アトピーそのものはじきに治ったが、引っ越しをしてこのウイルスに感染し、喉の粘膜が腫れて、身体中にウイルス性の斑点ができたのだった。したがってこのウイルスに効く、魚油の成分であるDHAやEPAを投与した。

いずれにしても、鼻呼吸を身につけ、冷たいものをやめさせ、扁桃リンパ輪の機能が回復してくると、アトピーも連動して治るのである。

結局、このSさんは、一年前の夏に完治して来院しなくなった。ところが次の年の夏、電話があり、再発したという。

「冷たいものをたくさん飲んだでしょう?」

と聞くと、「そうだ」という。ウイルスというのは、一度感染してしまうと、プロウイルスとなって、遺伝子の中に入り込んでしまう。胃腸が冷えると、再び活動し始めるのである。

Sさんは、就職活動で無理をしたが、ようやく就職が決まり、お祝いと称して友人と四℃のビールを五リットルも飲んだそうだ。すると、一年間治まっていたアトピーが再発したのである。結果的に、腸を温めたらすぐに治ったが、このようなことを繰り返していると、取り返しのつかない病気になることさえあるので要注意である。

日本人の悪習慣

鼻で呼吸しない（口呼吸）
▶

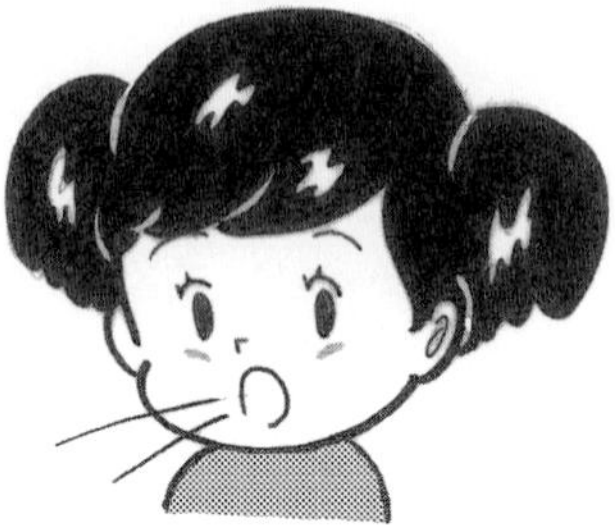

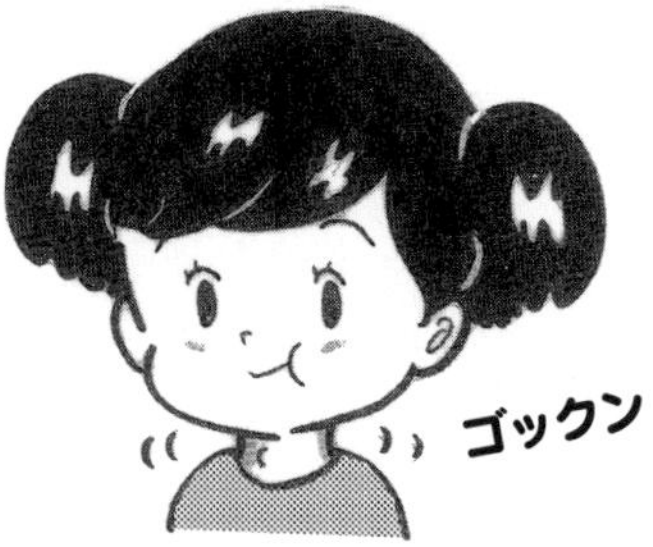

よく咀嚼せず、片噛み
◀

寝方が悪い▶
横向きやうつぶせで寝る

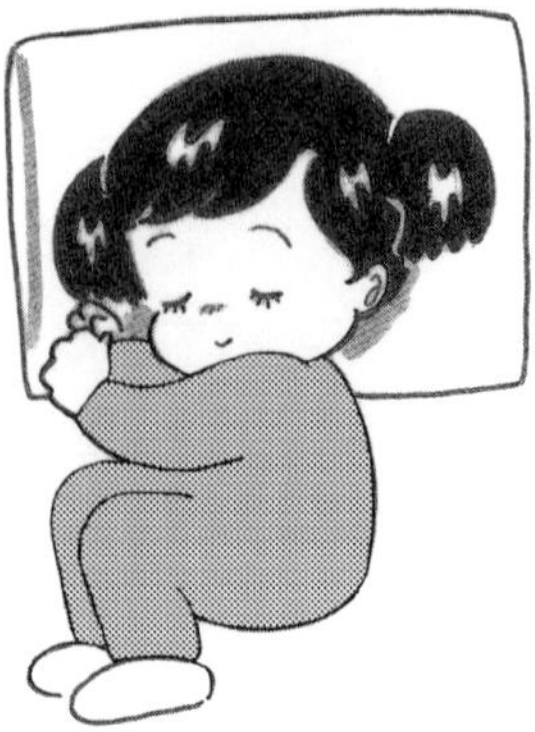

ガム治療にトライ。ふだん噛まない方の歯で噛む

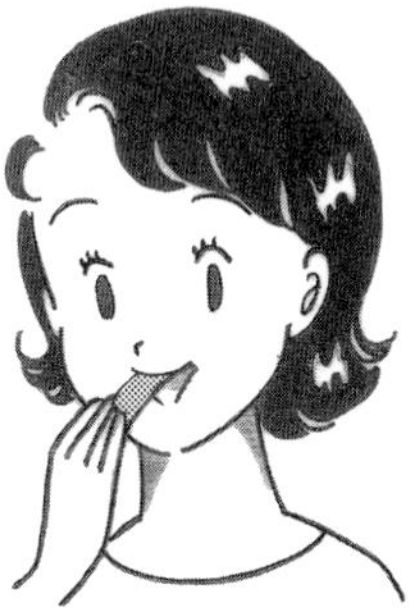

寝るときに口に貼る逆八の字バンソウコウ療法

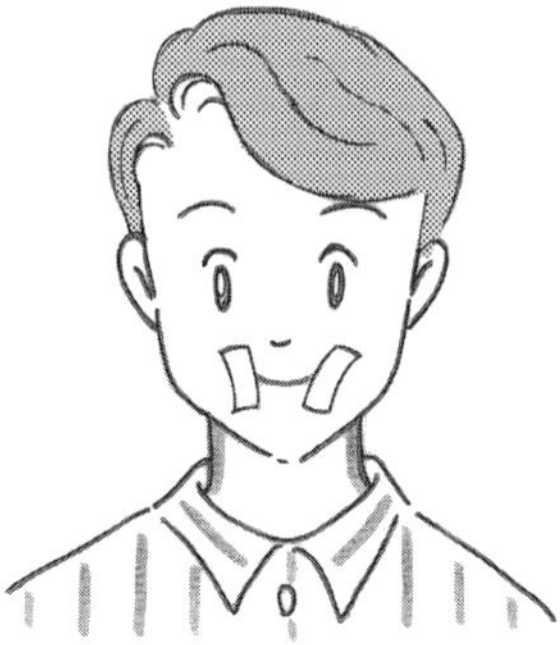

冷たいジュースにかき氷。腸は“しもやけ”になっている

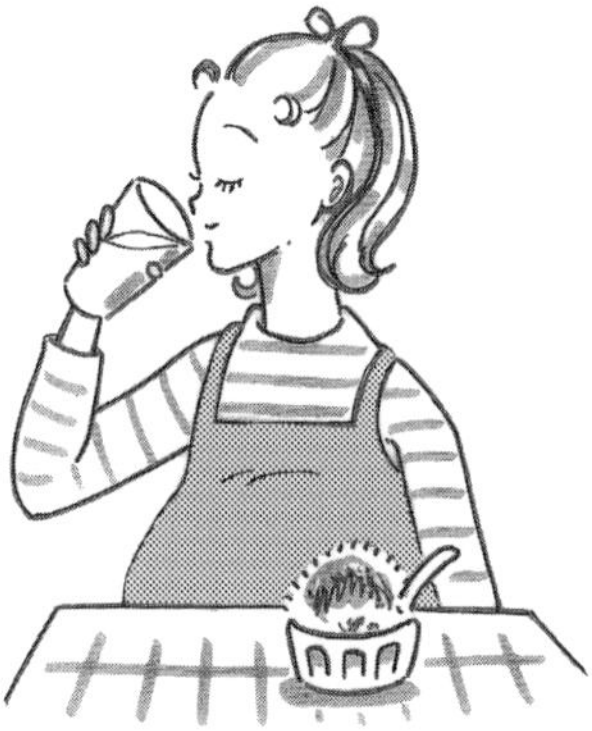

うがいは１日に何回でもＯＫ

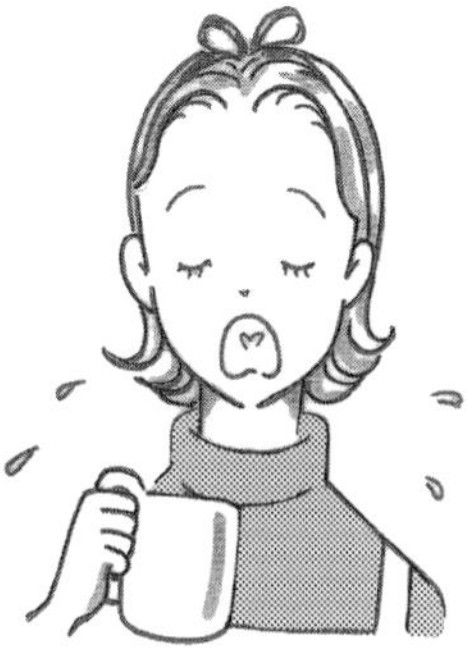

健康生活への第１ステップは？

第7章

子育て、戦後の大罪

西欧式の輸入

明治以来、日本は、文化や芸術、学問、科学技術ばかりか、精神に至るまでを、西欧から輸入してきた。しかもこれを錦《にしき》の御旗《みはた》のごとく礼賛して導入しつづけてきた。

過日、食中毒事件で騒がれた雪印は、大正十四年に北海道の酪農家《らくのう》たちが集まってつくられたのだが、酪農が日本に導入された頃である。つまり、ご飯を食べていると馬鹿になると吹聴され、この頃からパン食が一般的になり、バターや牛乳が日本人の食卓に、毎日のぼるようになったである。今次大戦後は、学校給食にもパン食と牛乳が導入されたのである。

さて、日本の医学界もこれと同じ状況である。

明治維新建国の父は、緒方洪庵の高弟・村田蔵六、のちの大村益次郎である。蔵六とは亀のことで、みずから亀を名乗っていたが、きわめて優れた医学者であり、軍事学者であり、維新政府の司令塔だった。

大村は、同じく医学者であり、国学者でもあった本居宣長の古道復帰に則って、新政府の体制を古代国家にならったものとした。行政府に神祇官《しんぎかん》を設け、維新で命を落とした幕府軍と官軍の両方の戦士のために、靖国神社を設けたのである。

当然、医療制度においても、平安時代の制度によって江戸時代までつづいた「口中医《こうちゅうい》」を採用したのである。

口腔科とは何か？

「口中医」とは、もちろん今では聞かない名前である。これは「口腔科医」のことである。しかし「口腔科医」といっても一般的にはあまり認知されていないだろう。

じじつ聞き慣れない臨床医学の診療科目であるが、じつはヨーロッパや中国、そして日本でも、十九世紀までは「口腔科」が正式の診療科目としてあった。日本ではこれに携わる医者を「口中医」とよんでいた。

中国には「すべての病気は口から始まる」という考えがあり、今でも中国では、イタリアやハンガリーと同様に、歯科医とは異なる口腔科医がいる。イタリアでは、口腔科医は、メディコヒルルゴ（外科医）の肩書きをもつ専門医で運営されている。イタリアの医学というとあまりご存じでない方も多いが、ダ・ヴィンチの時代から解剖学が発達してきた国だ。

ところで、「口腔科と歯科とは異なるのか?」と、疑問に思われる方も多いと思われる。もちろん、だれでも歯医者に行けば、歯科医が何をしている人であるかは理解できるだろう。では、口腔科医は何をしているのか?

「口」というのは、原始的な生命が脊椎動物へと進化をはじめたとき、中心点となった器官である。つまり生命の源《みなもと》であり、要《かなめ》である器官が「口」であり、この器官を、個体生命全体との関係で扱うのが口腔科医である。

わたしも口腔科医である。そのせいで、長年「顔」と「歯」と「骨」の研究をしてきた。「顔」と「骨」の研究は、脊椎動物を研究する上で非常に重要であり、「歯」の研究は、哺乳類を研究する上で重要である。

なぜかといえば、もともと脊椎動物の学問は、臨床医だったリンネが分類学をつくってからはじまった。リンネは「哺乳類」を分離独立させたが、この哺乳類は、長い間、歯の形と頭骸骨で研究されてきたのである。

結局のところ、口腔科の医者は、動物学や分類学、解剖学、形態学、進化学を含む生物学全般に関わる研究にたずさわる医学者である。歯科医とは、全く異なるのである。

悲劇の口腔科

さて日本の医学にも、江戸時代から「内科」「小児科」「外科」とならんで「口腔科」が制度としても存在していた。日本では「口中医」とよび、とくに江戸時代には〝丹波家〟という名門があった。

有名な丹波の兼康祐悦《かねやすゆうえつ》は、家康の侍医であったが、副業で歯磨き材を売っていた。これが今も東京の本郷三丁目に残っている「かねやす」である。

ところが、明治政府の医療制度は、思いがけないことから捩《ねじ》曲げられることになる。明治二年、大村益次郎が暗殺されたのだ。これによって、明治政府には、すべてを総覧できる人がいなくなった。

このころ、エリオットという米国の医師(内科・外科)出身の歯科医が、横浜に歯科医院を開業し、日本人の弟子を教育し、当時、日本にはなかった「歯科」で、医術開業試験を受験させたのである。

日本政府は、この米国人に対し、適当な対応を怠った。つまり「歯科」という米国の新技術に、対応するすべがわからなかったのである。大村がもしいたら、兵制のときと同様に、フランスから口腔科医の教授をよんで、「口腔科」を設けて一件落着したはずである。しかしこうならなかった。この結果、内務省は「歯科」を追認してしまうのである。

ただ、江戸時代にも「口中医」とは異なる、「歯科」に匹敵する職業は存在した。いわゆる「香具師《やし》」に属する「歯抜き・入れ歯師」である。つまり、江戸時代までは「歯科医」

は「技師」であり、医学者ではなかったのである。そしてこの歯科が、平安時代からつづいた口中医科を追放してしまったのである。

やる気のない学者を選んだ痛恨事

こうして、明治三十三年、東京帝国大学に歯科学教室ができた。エリオットの強引な要求を追認したのである。このとき東大は、外科から三人を引っ張ってきて、くじ引きで歯科・整形外科・産婦人科に、それぞれ振り分けた。

このとき歯科学教室の主任助教授に据《す》えられたのが石原久である。この石原だが、歯科にまったく関心がなかった。次第にやる気もなくなり、朝は十時に大学に出勤し、正午の十二時にはもう帰宅するような状況だったという。

ところが、このとき入局していた七人の医師が、石原のあまりのやる気のなさと人格的な問題に辟易《へきえき》して、なんと「挂冠勧告状《けいかんかんこくじょう》」という不信任案をつきつけて、全員辞めてしまったのである。昔の人は思い切ったことをするものだが、後に残ったのは「介輔」という技工士職の人ばかりだった。

東京帝国大学の歯科学教室は、長い間、このような状況できたのである。

さて、米国生まれの「歯科学」では、江戸時代の口中医のように、口の病気すべてを治療できないことに、早々に気づいた学者がいた。ドイツで学問をおさめ、明治の早い時期に、お雇《やと》い外国人に替って、日本人で解剖学者になった小金井良精である。小金井は、系統発生学と形態学を修めた学者である。当然、生命体にとってもっとも大事な器官が、内《ない》臓頭蓋《ぞうとうがい》であることを知っていたはずである。

そして小金井のもとで学び、消化器内科を専攻したのが島峰徹である。小金井は、当時の東大歯科学教室の惨状をなげき、島峰をベルリン大学に派遣した。ドイツの歯科学教室で、本格的なドイツ医学にもとづく歯科学を、島峰に修得させて、口腔科医学を復興させたかったからである。

さて、不信任案を突きつけられた石原だったが、辞めたのは、これを突きつけた七人の教職員全員の方で、石原はやっぱり辞めなかったのである。

一方、ベルリンに留学した島峰は、ベルリン大学で大きな業績をあげ、学術研究科の主任として、正規の助手に任命された。そして大正十三年の第一次世界大戦を契機に、帰国して東大の歯科学教室講師となり、文部省医術開業試験病院歯科部長を経て、文部省歯科病院をつくり、これを発展させて「口腔科医科大学」の創設を目指した。

◎二つの国難が壊した「口腔科医科大学」構想

当時のドイツは、米国の歯科学を導入していた。なぜかというと、米国の技術力が進んでいたからである。しかしこれは、あくまで歯科技工の技術力に対するニーズである。

というのも、当時のヨーロッパ諸国、フランス、オーストリア、ハンガリー、イタリアにおいては、口腔科医というのは、一般の医学校を終了して医師となってから、口腔科に必要な技術の一つとして歯科学を学ぶものだという認識があったからである。

米国の歯科学は、今も昔も入れ歯に合わせた処置法を習得するギルドの教程であることに変わりはない。いわば入れ歯職人であるから、哺乳類の歯の研究や進化学や解剖学を修めたりするわけではなかった。

島峰は、米国流の歯科学のよいところと、欧州流の口腔科医学のよいところを合体させ、世界でも類をみない「口腔科医科大学」樹立の構想を掲げた。この構想は、二つの国難で挫折することになる。

一つは、大正十一年の関東大震災である。震災後、島峰は「東京高等歯科医学校」という専門学校をつくったが、これは一時的なもので、彼の目標は、あくまで「口腔科医科大学」であった。

もう一つの国難は、第二次世界大戦である。島峰は、昭和十一年にウィーンで開かれた世界歯科医学会でその構想を発表し、多くの称賛を受けたが、終戦の年の昭和二十年の二月、志半《こころざしなか》ばにして亡くなったのである。

島峰の後を継いだのが長尾優である。

長尾は、石原久の歯科学教室に入局した東大出身の医師であったが、早くから歯科医になって、銀座で開業しようと心に決めていた。エリオットの一番弟子の小幡英之助が医師免許の第四号で、日本ではじめて「歯科」を開業したのが銀座だったので、自分もそうしたいと思った。

しかし、石原の歯科学教室でのクーデターの失敗で東大をやめ、島峰の文部省歯科病院に拾われていた。

このような経緯で、島峰の後を継いで学者になったのが長尾である。ところが長尾は、手先が器用だったので歯科の分野に向いていた。それで銀座で開業をしようと考えていた頃、ペンシルバニア大学を卒業した山県という医者の講演を聴き、ブリッジの製作例を見て衝撃を受けた。当時、世界をリードしていた米国の歯科学の技術とわが国の差に驚き、衝撃を受けたのだ。

開業して身を立てようと考えていた長尾にしてみれば、当然の反応だったのかも知れない。それでみずからペンシルバニア大学へ留学し、米国流の歯科技術(デンティストリー)を修得したのである。

こういう人が、島峰の後を継いだのである。その結果、生まれたのが、現在の日本の歯学部である。

意外なことに、敗戦後、占領軍の歯科医学教育担当官であったリジレー中佐という人は、こうした歯学の流れに反対していた。

当時、東京医学歯学専門学校（東京高等歯科医学校の後身であり、現在の東京医科歯科大学の前身）は、軍医養成のために二学科（医学科・歯学科）に分かれていた。しかし残念ながら、戦災で医学科用の校舎がなくなったのである。それで、東京には、他にもたくさん医学校があるのだから、これらの学校を統廃合して、東京大学に二つの学科を統合した「口腔科の医科大学」をつくるようにと指導したのが、じつはリジレー中佐だった。

ところが驚くことに、このリジレー中佐の進言を頑迷《がんめい》に退《しりぞ》けたのが長尾だった。これによって、占領軍が指導しようと考えていたものよりも、さらに悪い歯学の道を、日本人は歩むことになったのである。

師匠の志を継ぐ人は、やはり同じ志をもつ弟子であるべきだった。明治八年までつづいた「口中医」の伝統が、これによって完璧に葬り去られたのである。

人体の構造を研究し、病気を治すために日夜、研究を惜しまないはずの医師の魂までも失われつつある現在の医学を見るにつけても、島峰の志半ばでの逝去《せいきょ》は惜しまれるのである。

このような迷妄の中から誕生した日本の歯科大学や、大学医学部の口腔外科教室は、わたしから見れば、もっともやさしい顎関節症《がくかんせつしょう》や歯槽膿漏《しそうのうろう》すら、満足に予防することも、治すこともできないのが現状である。

政策の誤りこそ最大の罪

現代の日本は、住宅事情にしろ家族構成にしろ、昔とずいぶん違ってきた。核家族化が浸透し、育児の様式も変化した。昔のお嫁さんには、結婚しても、出産しても、身の回りにしっかりとしたアドバイザーがいた。お姑さんと村の先輩、古老たちである。

しかし今は、広くて2LDKのマンションでの核家族。出産・育児ときても、信頼のおけるアドバイザーがいない。家事につけ、育児につけ、雑誌や本で情報を蒐集してみるものの、さて判断する段階にあっては今一つ自信がない。

日本人は、戦後一貫して欧米流のマイホーム主義を理想として築いてきたつもりだった。しかしここにきて、人類の叡智にもとづく伝承までも忘却してしまおうとしている。

子育て法は、医学ではない。経験の伝承であり、経験から生み出された知恵である。本来なら、ヘタな産婦人科医に教えを乞うこともなければ、誤った小児科医の言いなりになることもないのである。出産のことは、産婆さん(助産婦)が一番よく知っているし、育児のことは、姑さんが一番よく知っている。

このようなわけで、戦後の日本の医学が迷走をつづけているうちに、数限りない国民がその犠牲になってきた。

前述のように、口腔科の歴史をみただけでも、このような惨憺たる状況である。いつも犠牲になるのは何も知らない国民である。もうこうなったら、医者には頼れず、自分の身は自分で守る術を身につけるしかないのである。

●横暴医療と子育て

最近、やたらと多いのが「骨髄移植」である。というより、骨髄移植をしたがる大学病院が多いのである。

この治療法では、一カ月に一〇〇〇万円ほどの費用がかかる。しかし日本では、これが公費で負担される。しかも信じられないことに、国立・私立を問わず、収入の多寡で、病院の各科の長が評価されるのが現代の医学である。

こうなると、一カ月に一〇〇〇万円の魅力に勝てる医者などめったにいなくなる。移植医療の本場はアメリカ。しかしアメリカでは、医療費を公費で負担しない。それは日本の社会主義的な制度とは異なるのである。当然、一カ月に一〇〇〇万円を無条件で払う保険会社などはない。となると、個人で払える人はわずかである。

すると、お金がない一般の人は、ステロイド療法やもっと簡単で、まともな治療法を行なうから問題がない。これで治るのなら、それに越したことはない。

骨髄移植には、致死量に近い放射線の照射が必須の条件であるから、たとえ移植に成功しても、先がない状況である。

日本では、児童のころからスポーツを奨励する。野球チームにサッカー・クラブをはじめとして、小さいうちから無謀に身体を鍛えることが尊いこととされている。

ところが、その子供が成長して社会人となって、その延長線上で、無茶な仕事をしていると、悪性リンパ腫や白血病もどきになるばかりか、本物の白血病になったり、再生不良性貧血や血小板減少症、白血球減少症といった血液の病気(免疫病の一種)になったりするのである。

こうして日本では、白血病の患者がふえる背景ができつつある。実際、屈強なはずの若者が、やたらと白血病治療を受けている。これらの多くは、白血病というよりも、いわゆる「白血病もどき」であるのだが、それでも同じく公費負担で、一カ月一〇〇〇万円の制ガン剤治療を受けることができるのである。

今、日本の国は、つぶれる寸前のような状態にある。国民の身体を本当に真剣に守ろうとする指導者も医学者も、なかなか見あたらないからだ。こうなると、前述のように、自分の身は自分で守るという方向にいかざるを得ない。

子育てというのは、高校生になったから、大学生になったから、社会人になったから……これで子育ては終わり……というものではない。

スポーツ信仰と免疫病

わたしの知る限りでは、一般に先進国では、十二歳未満の子供に、スポーツ・チームで厳しいトレーニングをさせるようなことはない。

たびたび述べてきたように、まだ身体ができあがっていない時分から、激しい運動をすることは、身体を痛めることになる。ところがわが国では、六歳ごろからスポーツ・クラブでレスリング教室が開かれているような状況である。

部活動と称して無茶なトレーニングに明け暮れる日々を過ごす子供たちの中には、早々と免疫疾患にかかる者もでてくる。わたしの診察室を訪れた少女は、十三歳のとき、バスケットボールの部活動で無茶をして、再生不良性貧血になった。口呼吸で、朝食も食べずに、朝七時から猛烈なトレーニングに明け暮れたのである。

彼女は大学病院で、兄弟からもらった骨髄で、移植手術をした。移植手術は成功したのだが、放射線の照射が原因で、腸がふさがってしまい、手術してもやはりふさがってしまうのだった。

大学病院側は、骨髄移植の手術が成功し、公費で高額の医療費が入ったので、所期の目的は達成したとばかりに、この患者さんにはほとんど興味を示さなくなっていた。じつはこの治療の前に、治療中に何かあっても(死んでも)文句はいわないという、日本流のインフォームド・コンセントをとっていたため、病院側は平然としているのである。

今や十六歳になったこの少女は、口から何も食べることができないほどにひどい病状になっていた。この少女を、こんな目に合わせた元凶こそ、日本中で盛んな、無茶なスポーツ信仰である。

この子の両親は、「わたしたちが無知であった」といって、わたしの診察室を受診されたのである。

ともかく、以前の薬害エイズの問題にしろ、骨髄移植の問題にしろ、歯科の問題にしろ、そして学童教育の問題にしろ、医学界から教育界まで、日本はいまや途方もない迷路にはまり込み、右往左往しているような状態である。

二十一世紀には、国民一人一人が考える力を身につけて、また正しい健康管理を身につけて、生命を大切にするこころが復活することを切に願っている。

第8章

臨床系統発生学が教えるもの

真の口腔科をもとめて

この章では少し専門的な話になるが、わたしの長い研究の成果を軸に、二十世紀医学の限界と二十一世紀医学の方向性について少し述べておきたい。

今から三十四年前の、わたしが大学院生だった頃の、昭和四十一年のことが思い出される。わたしの研究テーマは、「呼吸のエネルギー代謝の中心にある細胞小器官ミトコンドリアの酸化的燐酸化をつかさどるカップリング・ファクターの遺伝子DNAとRNAとタンパク質合成、および核の遺伝子との相関による小器官ミトコンドリアの形態と細胞形態との関連性に関する研究」という、ちょっとややこしいものだった。

つまり酵母をもちいて、ミトコンドリアの器官形成に関する研究をしていたのだが、ミトコンドリアDNA、RNA、タンパク質合成系の三つと、体細胞核のDNA、RNA、タンパク質合成系の三つが、どのような相互作用をもつかを観察していたのである。

当時はまだ、分子生物学を専門とする教授は、東大の医学部はもとより他学部にも一人もいなかった。だから当時としては、この研究テーマは、わたしのいた生化学教室でも、全大学でも先端的なものであった。

「呼吸」という生命現象のもっとも本質的な機能に関して、分子生物学の研究テーマとして迫ったからである。この研究は成功した。

しかし、もともとわたしは、口腔科臨床医学が専門だった。東京医科歯科大学で、前述の長尾優の歯学教育を修めたが、同時に系統発生学を三木成夫に学んで、脊椎動物の起源を知るに至り、以来、形態学の研究を黙々とつづけてきた。

長年研究するうちに、前述の島峰徹の構想と、長尾優の業績との違いもわかるようになり、なんとか正しい口腔科医学というものを追い求めたいと思い、自分なりに研鑽をつづけてきた。

さて、大学院で研究した「呼吸機能に関する分子遺伝学的なテーマ」と、もともと学んできた口腔科の治療医術とを、臨床の現場において、どのように統合していくかが、わたしの長年の課題となったのである。分子生物学と、形態学は、容易に結びつかないように思われるからである。

ちょうどラマルクとウォルフの法則が、そうそう容易に結びつかないようなイメージをもつのと同じだった。二十世紀のライフサイエンスでは、「形の学問」と「機能の学問」

が、何の関わりもないものとして別れていたからである。

生命進化の謎をもとめて

さて、顔と口にまつわる骨格器官は、歯と骨である。とくに「口」は脊椎動物の源となる器官である。それで昔から、進化の学問は、骨格つまり歯と骨を中心に研究されてきた。化石として、歯と骨がもっともよく保存されるということも、研究によく用いられる理由の一つである。

骨と歯の主要成分は、ヒドロキシアパタイトである。これは水酸アパタイトとよばれる鉱物質のことであるが、この物質(軟骨も含む)こそが、脊椎動物と他の生き物とを区別する特徴的な物質である。

したがって、もし、脊椎動物を規定する物質の一つが、人工的に合成されるなら、これを用いて、脊椎動物のさまざまな「謎」が解明できるにちがいない……とわたしは考えた。

脊椎動物には、大きな三つの謎がある。①進化は何によって起こるのか? ②その免疫機構はどのようになっているのか? ③なぜ高等動物だけに骨髄腔内に造血が発生するのか……この三つである。

もう周知の通り、脊椎動物の進化は、骨格を主導として起こる。海からの「上陸劇」を経験してきた彼らの軟骨は、重力作用に対応して硬骨になり、同時に骨髄で造血をはじめるようになった。

その骨髄造血の中に「免疫の中心」があることも、だいぶ前から明らかになってきている。免疫力とは、前に述べたように、血液(血清と血球)による細胞レベルの吸収と消化力のことである。

このように考えると、免疫力というのは、主として〝血液の働き〟によるものだということができる。抗原抗体反応も、血液のもつ消化の様式の一つなのである。

こうしてみると、右記の三つの謎は、もとはといえば、全部「骨」に集約されることになる。つまり同じ現象の、異なる三つの側面だったということである。

このような進化の過程を観察しながら、わたしは、哺乳類に特有のセメント質や歯根膜を誘導することのできる「合成アパタイト人工歯根」の開発に成功することができた。細胞の中の遺伝子の引き金を、反復性の力学刺激(咀嚼力)で引いて、セメント質や歯根膜を遺伝子につくらせる手法である。

ついで、アパタイト多孔体による人工骨髄造血に成功することができた。これらはともに世界に先駆けての開発だったのだが、その成功の秘訣は、生体力学刺激というエネルギー(いわゆる質量のない物質)にあったのである。

このエネルギーを有効に使うことで、人工器官を移植した動物の細胞が遺伝子発現するのを誘導し、つまりその動物細胞のもつ力との共同で（これをハイブリッド型という）理想的な人工臓器をつくるのである。

これがわたしの研究してきた人工臓器開発の手法である。生体力学というエネルギーを、生命科学に制式の手法として導入した「ハイブリッド型人工器官」開発手法は、全く新しい考え方であり、二十一世紀の生命科学を制する技術であろう。

というのも、レシピエント（実験に用いられる生きた動物）の遺伝子をそのまま使うわけだからうまくいく。すべての細胞の遺伝子は、すべての器官をつくる遺伝情報をそなえているということを忘れてはならない。

さてこれまでの生命科学では、カルシウムやイオン、栄養、酸素、酵素、サイトカイン、ホルモンなど、すべて質量のある物質のみで組織培養をして、人工臓器に応用しようという試みが、世界中で行なわれていたが、どれもうまくいかなかったのである。

脊椎動物の細胞の遺伝子の引き金は、質量のあるこれらの物質のみならず、質量のないある種のエネルギーによっても引かれるのである。それは、電気・磁気・重力・気圧・光・温熱刺激・放射線などである。

このことは、一連の人工臓器の研究・開発において、わかってきたことであった。

さてこれらの諸研究によって、歯と骨の特性がわかってきたが、とくに「骨の形」が、力学エネルギーによってつくり変えられるということがわかってきた。力学エネルギーというのは、腕なら腕、顎なら顎……というように、身体のある部分の使い方(機能＝働き)や、その部分に加えられる物理的な力(圧力、重力など)のことだ。

何らかの物理的な力が、骨の形に作用し、しかもこの作用が繰り返されると、骨を造ったり壊したりする細胞(骨芽細胞・破骨細胞)の遺伝子のスイッチがコントロールされるので、ついには形がつくり変えられるということになるのである。

ダーウィンの進化論と進化学

このように、骨や細胞の研究をつづけていくと、やがて「進化」の問題につき当たるのは必定である。わたしはよく「進化学」という言葉を使うが、一般的には「進化論」という言葉がポピュラーである。

この「進化論」であるが、有名なチャールズ・ダーウィンが提唱したとして、今もって〝進化〟の概念の〝祖〟として、世界中で尊敬されている。そしてこのダーウィンの進化の概念にもとづく「進化論」を、一般にダーウィニズムとか、ネオ・ダーウィニズムとよんでいる。

ダーウィンは、進化学の体系を立てたラマルクが、その著『動物哲学』をだした一八〇九年に英国で生まれた。名医である父のあとを継がんと、名門エジンバラ医科大学に入ったものの、早々にケンブリッジの神学校に転校して、神父になる勉強をした。なぜかというと、ダーウィンは、解剖学がきらいだった。あんな野蛮なものはないと思っていた。それで医者になることをあきらめ、聖職者の道を選んだのである。

当時まで、学問で一番権威の高かったのは神学である。法学・医学と以下つづくが、化石の研究や解剖学、動植物学などは「博物学」として一括《ひとくく》りにされていた。しかしこの「博物学」だが、実際に研究に携わったのは医者か聖職者だったのである。

ダーウィンの進化論は、そのせいで自然神学的な色合いが強い。比較解剖学の体系を立てたキュビエや、分類学を完成させたリンネ、形態学を創始したゲーテのように、実際に動物を解剖して、それを綿密に観察することで、さまざまな形態や現象の背後に潜む法則性を見出す……というような研究方式を全くとらなかったのがダーウィンである。

さて解剖には疎《うと》かったが、自然神学を学ぶかたわら、博物学研究に興味をもったダーウィンは、名門ケンブリッジの広教会派に属していた二十二歳のとき、海軍の測量船ビーグル号に乗り込んで、五年間、南アメリカと太平洋の島々をめぐり、博物学の研究をすることになる。

ビーグル号での航海中、彼はライエルの『地質学原理』を読んだのだが、そこには、すべての動植物の体制には「完全なるデザインの調和と目的の統一」があると示されてあり、これにダーウィンは至極感動したという。

一八四四年、ダーウィンは、みずからの理論をまとめたが、それによれば、生物は、環境が変化した場合、直接神の手によって自然選択が起こり、新たな環境に適応したものとなると述べてあった。

『種の起源』の初版には、ヒューエルとベーコンの言葉が引用され、あたかもこの書が自然神学書のような扱いであった。第三版には、ダーウィン自身の負担で、「自然神学と矛盾しない自然選択」という宣伝パンフレットがついていた。

これこそ、神学者が、自然科学のことを論じたらどうなるか……という一つの例である。わたしは、神学者が自然科学のことを論じるべきでないとか、科学者が神学を論じるべきでないとかと主張しているのではない。

ある人間的な考えをベースにして、自然や宇宙を分析し、それらに相対するのは、サイエンスの手法としては正しくない。はじめから自然や宇宙を人格神のもとに定義するなら、この段階でサイエンスは放棄するしかなくなってしまう。

生命現象は、宇宙のもっとも高次の反応系である。だからこそ宇宙の現象系にもとづいて、冷徹に観察し、分析し、記述する姿勢が必要になってくる。そのような自然記述こそが、現象の背後に宿る法則性をよく明らかにするからである。

ダーウィニズムの誤謬

ところがダーウィンは、一八六〇年になると、キリスト教信仰をまるで捨てたかのごとく、自然選択と神学とは無関係である、というふるまいに転じ、支離滅裂なことを言うようになり、パニックシンドロームに陥ってしまった。

この頃からダーウィンは、偶然の変異が蓄積して、進化が起こるのだとする「融合遺伝説」を発表しだしたが、一八六八年、エジンバラ大学の工学教授のジェンキンが、偶然の変異で進化は起こり得ないことを示して、ダーウィンの論を批判した。

仮に親の五〇パーセントが子に伝わるとしても、優れた突然変異が劣等のものを自然淘汰してしまう前に、四代たつとその遺伝形質は、希釈《きしやく》され(うすめられ)大海の一滴となってしまう……とジェンキンは反論したのだ。

これにダーウィンは完全にカブトを脱ぎ、第六版に「ラマルクの用不用の法則」の項目を追加して、反論から逃れた。

ところがその後、突然変異の存在が植物で発見された。これで息も絶え絶えだったダーウィニズムが、再び元気を取り戻したのである。この突然変異を見つけたのはメンデルだった。彼は植物遺伝学(メンデリズム)を確立したのだが、多くの学者が同じ手法(エンドウ豆)で追試したのにもかかわらず、メンデルの法則は検証できなかった。

雑種と正統種との交配では、四代で希釈されてしまい、わからなくなってしまう。したがって突然変異で進化が起こるとしたら、相当数のものが、同時に同じ遺伝子に突然変異を起こさなければならないが、このようなことはあり得ない。ということは、突然変異と進化は、関係がないのである。

つまり、突然変異が植物で発見されたからといって、これを直ちに脊椎動物に当てはめることはできない。メンデルはエンドウ豆で、ド・フリースはオオツマヨイ草で、突然変異を発見した。これは遺伝学上重要ではあるが、脊椎動物の進化の学問とはほとんど関係がないである。

メンデリズムは、「対立遺伝子」という遺伝現象のうちでも些細な問題でしか扱われない、花の色や眼の色、羽の大小といった進化とはほとんど無縁の身体のパーツのヴァリエーションの遺伝を扱うのみであった。

動物の進化の様式は、生物の骨格系によってそれぞれ異なる。動物の突然変異は、奇形と分子病を発生するだけである。〝突然変異の子〟を〝標準の子〟に近づけて育てられるのは人類だけである。動物の場合、突然変異＝奇形の子が生まれたら、その子は、育て方がわからないから、育てることができないので、死ぬしかないのである。

アザラシは、奇形で生まれたある種の哺乳類が、ひとりで勝手に海辺に赴いて、海で生活するようになったのだ、と今でも主張する学者がいるが、奇形であれ、未熟児であれ、哺乳類は親に子育てをしてもらわなければ、死んでしまう生き物である。赤ん坊が勝手に海辺にのこのこと行くわけがないのであるが、こんなことさえ考えない人が、進化論をやっている学者を名のっているのである。

つまりメンデルの「対立遺伝子」の概念では進化は起こらないのである。前述の〝上陸劇〟のような進化学上の革命期には、脊椎動物の体制が大きく変化する。しかしこの変化は、数百万年の経過を待って、ようやく遺伝現象に取り込まれるのである。ここに対立遺伝子の存在はありえない。

また「総合説」というのもあるが、これが扱っている進化の表現系も、メンデルの対立遺伝子に相当するような、瑣末《さまつ》な現象のみを扱っている。たとえば、ダーウィンフィンチのくちばしの長さの変化や、蛾やショウジョウバエに見られる色調の変化などである。これらすべてが力学対応としか考えられないが、いずれにしても、進化とは無縁の事象しか扱えないのが、この「総合説」の遺伝表現系である。

有名なワイスマンは、ネオ・ダーウィニストの間では英雄扱いをされている。物好きなことに、ネズミのしっぽを二二代にわたり、一六〇〇匹も切り続けて、これが遺伝しないことを明らかにしたとして、獲得形質遺伝説を撃破し、ラマルクの用不用説を否定した英雄とされている。

「用不用の法則」というのは、身体の使い方を長く一定にしておくと、主応力線と重力の作用方向との合成で〝形が変わる〟という説である。変化の仕方は、ウォルフの法則に従うが、このとき動く骨や筋肉をつくっている細胞の遺伝子の引き金が力学刺激で引かれて、骨がつくり変わって、それで変形するのである。

まず形が変わって、遺伝子が「後追い」で変化するのである。

残念ながら、ネズミのしっぽ切りは、この〝用不用〟とは全く関係のない〝外傷〟である。ネズミの生命体とは無縁の刃物が、理不尽にもしっぽを切る。そこには遺伝子が発現する時間もなければ、その主因となる力学も抜けているのである。ケガや外傷の骨折を何代にわたって繰り返しても、これが次代に影響を及ぼさないのは当然である。

ワイズマンの愚かな実験が、ラマルクの説を葬り去ったこと自体、嘆かわしさの極みであるが、今でもワイズマンやダーウィンを信じている学者の多いことには、さらに嘆かわしさが募り、「考えない学者」という二律背反の存在にただただあきれるばかりである。

進化とは何か？

解剖学をやらずに博物学をやると、発生過程も成長過程も抜け落ちた成体の外形だけを比べることになりかねない。博物学というと、現代では、なんだか素人の観察に基づく研究で成り立っているような印象を与えかねない部分がある。解剖学や形態学からすると、それこそ低レベルの学問のような印象があるのだろう。

このような研究しかできなかったダーウィンが、マルサスの「人口論」を手本にして、標本収集家であるウォーレスと合作してつくり上げたのが「進化論」なのである。

これは「論」である。いわば空論であり、観念論に過ぎない。現実の生き物のナマの身体によく触れてみるとよい。

サメのような原始(軟骨)魚類が、陸地に上がると、水の中と違って、地上の1Gの重力をまともに受けることになる。これに対処して生き抜くと、血圧が上がり、呼吸が活発になる。このとき、脊椎などの硬い骨ができる。そして骨髄で血を造りはじめる。

この骨髄造血の発生のドラマを見ただけでもわかる。つまり進化というのは、重力を主因とする生体力学対応で、無目的に起こる、時間軸に沿った、生命個体の体制の変化である。

光・電波・磁気から、重力・温熱刺激・音波・圧力といったエネルギーを、〝量子力学レベルの物質〟として、いわゆる栄養(食物)や酸素と同等に扱うと、これまで「独立した閉鎖系」として考えられていた生命個体は、これらエネルギーに対しても、また酸素や栄養(食物)に対しても、じつは完全に「開放系」の存在なのである。

これがわたしの唱える、広義の「重力進化学」であり、これを宇宙論にまで総括したのが「生命科学の統一理論」である。

フィルフォーが医学をダメにした

さて最後にもう一人糾弾する。偉大なる医学者であり政治家であったドイツのフィルフォーである。フィルフォーは、細胞病理学の体系を立てた、近代病理学の開祖である。

そしてアメリカの臓器別医療の理論的背景には、このフィルフォーがいる。彼は、すべての病的現象は、細胞の変性や病変といった病理組織像に表れるという強固な思想を、世界中の医者に植えつけたといってもよい。しかしこれは「器質性の疾患」だけにいえることなのである。

このため「機能性疾患」というものが、世界中の医者から忘れ去られてしまったのである。進化ですら、重力をはじめとする「生体力学」で(ラマルクの用不用の法則で)起こるのだから、身体の使い方を誤れば、病気が起こるのである。

世界中の医者が大苦戦している「免疫病」も、前の章で紹介してきたように、大多数が「機能性疾患」なのである。機能性疾患は、組織をいくら顕微鏡でみても、とくに発症の初期は、細胞病理学的変性像を示さない。

さらにフィルフォーは、進化が数億年前の検証不能な夢物語であるとして、ヘッケルやルー(生体力学を創始)の研究をあざ笑ったのである。

このようにフィルフォーという大学者が、病気をわからないもの、治せないものにし、また進化学を葬り去ったのである。医者は病気を治せなければ意味がない。そして二十世紀の誤った進化学と医学こそが、そろそろ淘汰される時期にきている。

【エピローグ】

免疫《めんえき》と進化の謎を求めて

「子供が病気をしない子育て」を提唱する本書のキーワードは、免疫システムである。免疫システムが何であるかが解らないと、正しい育児学は理解できない。

それで免疫システムのキーワードは何かというと、これは「骨」であり「進化」である。とくに生命の源である「顔」と「口」にまつわる骨格器官は、「歯」と「骨」である。そして進化の学問は、骨格つまり骨と歯の研究によってなされてきたのである。

骨と歯の主要成分は、ヒドロキシアパタイト（水酸アパタイト＝骨と歯に含まれる鉱物質で、アパタイトと称す）である。脊椎動物《せきついどうぶつ》と他の動物とを区別するのは、ヒドロキシアパタイトという特徴的な物質でできた骨や歯、軟骨である。

脊椎動物の特徴的な器官は、脊椎（背骨）と腸管呼吸器（鰓と肺）である。つまり骨と呼吸がこの動物のポイントなのである。

脊椎動物には三つの謎がある。①進化がどうして起こるのか。②免疫系はどうなっているのか。③なぜ高等動物だけに骨髄《こつずい》があって、そこで造血(血液をつくる)が営まれているのか……という三つ謎である。

さて、この脊椎動物を定義する物質の一つがヒドロキシアパタイトで、もし人工的にこれが合成されたら、これを用いて、脊椎動物の「謎」が解明できるのではないかとわたしは考えた。

昔から、脊椎動物の進化が、骨格を主導として起こることが知られてきた。実際、脊椎動物の中で、進化の第二革命である「上陸」を経験した高等動物では、軟骨が硬骨になり、骨髄で造血《ぞうけつ》をはじめる。棘魚類《とげうお》＝顎口類《がっこう》の誕生による歯と顎《あご》の獲得が、第一革命である。

そして、その骨髄造血の中に「免疫の中心」があることも明らかになってきた。つまり免疫力とは、血液つまり血清と血球による細胞レベルの吸収力・消化力・代謝力のことだったのである。

したがって、免疫力というのは、主として血液の働きによるもので、抗原抗体《こうげんこうたい》反応も、この消化の一つの様式だと考えることができる。血液の働きでもっとも重要なのが酸素と炭酸ガスの運搬、つまり細胞呼吸であり、この血液を作るのが骨髄である。ということは、骨髄こそが免疫の要である。

このように考えていくと、脊椎動物の三つの謎が、全部骨に集約していくことがわかった。わたしはこのような進化の過程をよく観察することによって、哺乳類に特有のセメント質や歯根膜《しこんまく》を誘導する「合成アパタイト人工歯根」の開発に成功し、さらにアパタイト多孔体《たこうたい》の「人工骨髄造血器」の開発にも成功することができた。

これらの成功の秘訣は、生体力学刺激というエネルギー(質量のない物質＝重力・電気・磁力・気圧・温熱刺激など)にあった。このエネルギーを用いることによって、人工器官を移植した動物(レシピエント)の細胞の遺伝子発現を誘発し、その動物細胞のもつ力との協同(ハイブリッド型)で、理想的な人工臓器をつくるわけである。

これまでの生命科学では、カルシウムやイオン、栄養、酸素、酵素《こうそ》、サイトカイン、ホルモンなど、すべて質量のある物質のみを用いて組織培養をして、人工器官に応用しようという試みが、世界中で行なわれてきたがうまくいかなかった。

脊椎動物の細胞の遺伝子の引き金は、質量のあるこれらの物質のみならず、質量のないある種のエネルギーによっても引かれることが、わたしの一連の研究を通してはじめて発見されたのである。

HLAの遺伝子の発現

一連の実験で、進化が生体力学によって、重力を主導として、動物の身体の習慣的な使い方によって起こることがわかってきた。この〝使い方〟という〝ソフトの情報〟さえ、次代、次々代と伝えられれば、遺伝形質は同じままで、身体の変形を、代を隔てて伝えることができる……ということも明らかになった。

これは二〇〇年前に示されたラマルクの用不用の法則が、分子生物学的に解明されたことを意味する。今日では、免疫機能（組織免疫）の中心が、昔考えられていたように、血清にあるのではなくて、血球を中心とした間葉系《かんようけい》の細胞に存在することが明らかになっている。

これらの細胞は、身体中の全ての組織・器官に存在するが、とりわけ骨髄造血巣にその中心がある。ということは、免疫系の中心は、骨髄造血巣にあると見えるのである。

この骨髄造血の発生が、前述の「上陸劇」で起こった、つまり上陸に伴う「重力」の負荷に対応して起こったもので、これが進化の「第二革命」である。これらも、わたしの実験によって検証された。

造血の働きが、腸管（脾臓）から骨髄腔へと移るときに、白血球の性質が変化して、それまで海中の見かけ上1／6のもとで睡《ねむ》っていた主要組織適合抗原（ヒトではHLA――ヒト白血球抗原とよばれる白血球の膜にある物質）の遺伝子の引き金が、1Gの重力作用への対応として、血圧が上昇したために引かれたのである。

つまり、重力への対応で起こる進化の過程で、骨髄造血の成立と同時に、自動的に、白血球の膜の性質が変化したのである。

胎児の世界でも、造血は腸で行なわれているし、ＨＬＡも睡《ねむ》ったままである。こう考えると、胎児とサメは、同じシステムで生きていることになる。やがて胎児が地上に生まれ落ちるときに、破水して羊水《ようすい》から脱出すると、重力が胎児に作用してくる。すると、少しずつ造血が骨髄に移動し、ＨＬＡもできはじめるのである。

生命体と水と電気現象

胎児の身体は、そのときまで胎児タンパク質でできているが、生まれ落ちると、徐々に成体型タンパク質に切り替ってくる。これも重力の作用による。このように見ていくと、個体発生というのは、どこまでも系統発生を繰り返すものであり、これこそが脊椎動物なのである。

そしてＨＬＡもただの成体型タンパク質の一つだったのである。これで脊椎動物の三つの謎も、同じ進化という現象の、異なる側面だったということがわかったのである。

前述のように、合成ヒドロキシアパタイトを用いた骨髄造血チャンバーと人工歯根を開発するついでに、脊椎動物の謎の大半が、一度に解けたのはなぜかといえば、それは「骨」というものが、脊椎動物を定義する基本物質だったからである。

この基本物質が、人工的に合成されたのがアパタイトである。この合成物を用いてモデル研究をすることによって、どんな因子によってセメント質や骨髄造血組織が発生するのかが、実験で明らかとなるのである。これがわたしの研究テーマである。

そしてこれらのセメント芽《が》細胞や骨髄造血組織の誘導因子が、じつは体液の流動電流へと変換されることによるものだということも明らかにした。

生命体は、全て質量のある物質の、水溶性の固相・液相・気相のコロイドよりなる半透膜で周囲との境界をもつ有機体である。生命体の溶媒は、水に限られる。油の溶媒の生命体は存在しない。

なぜかといえば、物質を〝電解質〟に解離することができるのは、「水」だけだからである。つまるところ生命体とは、水に溶けているエレクトロンの反応を主体とした電気現象で、リモデリング(新陳代謝)に共役したエネルギーの渦が廻ることにより、エイジング(老化)を克服するシステムである。

そして進化が、生命個体の外からふりそそぐ、重力をはじめとするエネルギーによって起こっていたのである。

赤ちゃんを病気にしない医学

進化と脊椎動物の三つの謎が解ければ、病気の謎も究明されてくる。体外からやってくる、重力をはじめとするエネルギーが、進化を促すほど、生命にとって大きな存在であることが解れば、このエネルギーを制御しない限り、栄養がどうこうと考えても、免疫病は克服できないのはいうまでもない。

わたしは、この数年間に『顔の科学』『呼吸健康術』『生物は重力が進化させた』『赤ちゃんはいつ「人間」になるのか』『健康は呼吸で決まる』『重力対応進化学』『免疫病は怖くない』などの本をだしてきたが、そのせいで、わたしの診察室には、生後六カ月でアトピー性皮膚炎になった乳幼児から、八十歳の免疫病のおばあちゃんまで訪れてくる。

老若男女を問わず訪れる患者さんを治療するうち、わたしは前述の「子育て六つの誤り」だけでなく、わが国では敗戦後、一貫して生命《いのち》を粗末にしてきたことを象徴するような、医療の不手際《ふてぎわ》を散見してきた。

母親となる女性においては、みずからのケアーが全くできておらず、そのために子育てが正しく行なわれていない。それどころか、わが国独自のでたらめな育児学が、保育園でも幼稚園でも小学校でも、中学・高校・大学でも実践されている。つまり、正しい健康の科学が欠落しているのだ。

本書では、受胎から妊娠・出産そして育児へと、めまぐるしく移り行くお母さんの身体にとって、しっかりとした健康管理が何よりも必要であることを訴える一方、生まれた子供が、授乳期・離乳期・幼年期・学童期・青少年期……と成長していくプロセスでの、正しい子育てを訴えている。

本書を読むことで、まずわれわれ人間＝ヒトが、脊椎動物の名門中の名門の哺乳類の一員であることを肝に銘じていただきたい。そしてヒトは脊椎動物五億年の進化のど真ん中を駆け抜け、その力学作用で哺乳類の中でもっとも効率よく動くようになったために、多くのヒトに特有の構造欠陥を抱えているのである。

この事実に目覚め、少しでも哺乳動物の掟を破らないようにして、勉強や仕事、成績や業績、レジャーや芸術よりも何よりも、生命を大切にしていただきたい。

そしてみずからの身体はみずからで守り、さらに家族をもみずからの手で守ることの大切さを、多くの人々に気づいて頂けたら幸いである。

西原克成

平成十二年九月

本研究は、文部省科学研究費の以下の助成による

1「人工骨髄の開発に関する研究」

平成３～５年度　試験研究（Ｂ）（１）03557107

2「骨の形態的機能適応現象のメカニズムの解明

——骨の生体力学とピエゾ電性の統合研究」

平成５年度　重点領域研究（１）05221102

3「コラーゲンを複合した天然型のヒドロキシアパタイト

焼結体の人工骨の開発」

平成６～８年度　基盤研究（Ｂ）（１）06558119

4「顎顔面形態の環境因子による変形の解析と矯正訓練

実施後の形態的変化の予測法の開発」

平成６～８年度　一般研究（Ｂ）06455008

5「骨の形態的機能適応現象のメカニズムの解明

——骨の生体力学と生体電流ならびに生理活性物質の関連性」

平成６年度　重点領域研究（１）06213102

6「人工骨髄の開発と実用化

——ハイブリッド型免疫器官・人工骨髄造血巣誘導系の実用開発」

平成７～９年度　基盤研究（Ａ）（１）07309003

7「新しい進化学理論の実験による探索

——脊椎動物の力学対応進化学の実験系の確立」

平成８～９年度　重点領域（１）創発システム08233102

8「人工骨髄の開発・実用化と免疫学の新概念確立に関する研究」

平成９～12年度　基盤研究（Ａ）（１）09309003

「赤《あか》ちゃん」の進化学《しんかがく》
——子供《こども》を病気《びょうき》にしない育児《いくじ》の科学《かがく》

発　　行——　平成12年9月25日　初版発行
　　　　　　平成30年2月25日　15版発行

著　　者——　西原克成《にしはらかつなり》〈検印省略〉

発行者——　岸　重人
発行所——　株式会社　日本教文社
〒107-8674 東京都港区赤坂9-6-44
電話 03(3401)9111(代表)
03(3401)9114(編集)
FAX 03(3401)9118(編集)
03(3401)9139(営業)
振替＝00140-4-55519
http://www.kyobunsha.jp/

組　　版——　レディバード
印　　刷——　東港出版印刷株式会社
製　　本——　牧製本印刷株式会社

ISBN978-4-531-06352-9　Printed in Japan
落丁本・乱丁本はお取り替え致します。
定価はカバーに表示してあります。

日本教文社のホームページ
http://www.kyobunsha.jp/

谷口雅宣著　本体1389円

宗教はなぜ都会を離れるか？
——世界平和実現のために

人類社会が「都市化」へと偏向しつつある現代において、宗教は都会を離れ、自然に還り、世界平和に貢献する本来の働きを遂行する時期に来ていることを詳述。　生長の家発行　日本教文社発売

谷口純子著　本体833円

この星で生きる

未来を築く青年や壮年世代に向けて、人生の明るい面を見る日時計主義の生き方や、地球環境を守り、“自然と共に伸びる”生き方をやさしく説いている。　生長の家発行　日本教文社発売

谷口清超著　本体1143円

生長の家の信仰について

あなたに幸福をもたらす生長の家の教えの基本を、「唯神実相」「唯心所現」「万教帰一」「自然法爾」の四つをキーワードに、やさしく説いた生長の家入門書。

谷口雅春著　本体1524円

新版 光明法語
〈道の巻〉

生長の家の光明思想に基づいて明るく豊かな生活を実現するための道を1月1日から12月31日までの法語として格調高くうたい上げた名著の読みやすい新版。

西原克成著　本体1648円

顔の科学
——生命進化を顔で見る

約5億年前、「原始の顔」を獲得した生命たちは、様々な生命システムの形成を始めた。その原理を詳細する一方、ダーウィニズムの誤りを訴える画期的一書。

西原克成著　本体1714円

追いつめられた進化論
——実験進化学の最前線

実験によって進化を人工的に再現させ、生命システムの変容の様子とそのプロセスを詳細に解明。ダーウィンの「進化論」が科学的な根拠に乏しい観念論だと主張する画期的労作。

いのちと環境ライブラリー

環境問題と生命倫理を主要テーマに，人間とあらゆる生命との一体感を取り戻し，持続可能な世界をつくるための，新しい情報と価値観を紹介するシリーズです。
（既刊書の情報がご覧になれます：http://eco.kyobunsha.jp/）

株式会社 日本教文社　〒107-8674　東京都港区赤坂 9-6-44　電話 03-3401-9111（代表）
日本教文社のホームページ　http://www.kyobunsha.jp/
宗教法人「生長の家」〒409-1501 山梨県北杜市大泉町西井出 8240 番地 2103 電話 0551-45-7777（代表）
生長の家のホームページ　http://www.jp.seicho-no-ie.org/
各本体価格（税抜）は平成 30 年 2 月 1 日現在のものです。品切れの際はご容赦ください。